Dr. Stefan Schraml

Shit happens

Leben mit Stoma

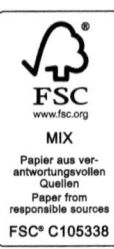

Bibliographische Information der Deutschen
Nationalbibliothek: Die Deutsche Nationalbibliothek
verzeichnet diese Publikation in der Deutschen
Nationalbibliographie; detaillierte bibliographische Daten
sind im Internet über http://dnb.dnb.de abrufbar.

© 2022 Dr. med. Stefan Schraml
Herstellung und Verlag:
BoD - Books on Demand, Norderstedt

ISBN: 9783754374979

Inhaltsverzeichnis

Vorwort

Liebe Leserinnen und Leser,

vielen Dank, dass sie sich für dieses Buch entschieden haben. Ich gehe mal davon aus, dass Sie selber betroffen sind oder einen Angehörigen haben, der aufgrund irgendeiner Erkrankung ein Stoma (im Volksmund auch Seitenausgang genannt) hat. Da ich unglücklicherweise selbst Betroffener bin ist dieses Buch als Ratgeber gedacht, insbesondere aber auch als Antwort auf viele unbeantwortete Fragen, die keiner beantworten kann, der nicht wirklich selbst alles miterlebt hat. All die Erfahrungen stammen aus der Realität und nicht aus theoretischem Wissen, welches in Büchern niedergeschrieben ist. Zusammengefasst werden Themen angesprochen, die einerseits Mut erfordern weil es gar nicht so leicht ist darüber zu reden, jedoch trotzdem Teil unseres täglichen Lebens sind. Dabei nutze ich teils kleine Geschichten um den Inhalt etwas aufzulockern und einen realistischen Einstieg in die Materie zu ermöglichen. Ich wünsche Ihnen viel Spaß beim Lesen, und denken Sie daran: Wenn sie selbst ein Stoma haben behandeln Sie ihren Bauch wie einen Freund, denn er wird sich öfters zu Wort melden als Ihnen lieb sein wird!

Über den Autor

Dr. med. Stefan Schraml, geb. 1991, hat sich nach Absolvierung des Gymnasiums und somit dem Erreichen der allgemeinen Hochschulreife dem Studium der Molekularen Biowissenschaften in Salzburg gewidmet. Beeinflusst von seiner bisherigen ehrenamtlichen Tätigkeit im Rettungsdienst, war sein Wechsel auf das Studienfach Humanmedizin jedoch unabdinglich. Im Rahmen seines Studiums konnte er viele Einblicke in die Welt der Medizin erlangen. Nach seinem ersten Werk „Dem Tod entronnen" entschloss er sich schließlich dazu ein weiteres Buch zu schreiben, um sein Wissen und seine Erfahrungen denjenigen weiter zu geben, die von diesem Thema betroffen sind. Er selbst arbeitet auf einer kardiologischen Abteilung als Arzt und kümmert sich dort um Herzens-Angelegenheiten seiner Patienten. Dabei ist ihm stets die Frage nach dem „lebenswerten Leben" wichtig.

Kapitel 1: Loch im Bauch

Es war gerade mal kurz nach Weihnachten, als am 26. Dezember schnell stärker werdendes Bauchweh Herrn Gruber plagte. Herr Gruber war eigentlich ein gesunder Typ und hatte gerade mal etwas mehr als 50 Jahre am Buckel. Anfangs dachte er noch es würde vom falschen Essen kommen, denn die Weihnachtsfeiertage waren alles andere als von gesunder kalorienarmer Schonkost geprägt, sondern vielmehr von ungesunden fettigen Lieblingsspeisen wie dem obligatorischen Gänsebraten, den süßen Desserts sowie den vielen Knabbereien, welche die Weihnachtszeit so mit sich bringt. Da die Schmerzen jedoch immer stärker wurden und kaum mehr zu ertragen waren entschloss sich Herr Gruber am Nachmittag des zweiten Weihnachtsfeiertages doch ins Krankenhaus zu fahren, um sich untersuchen zu lassen. Als er im Wartebereich der Notfallambulanz zusammengekauert saß, war er sich nahezu sicher, dass es die Gallenblase sein müsse, die ihm diese Beschwerden machte. Was sollte es auch sonst sein nach den fettigen Speisen und den Fresstiraden der letzten Tage. Nach wenigen Minuten wurde Herr Gruber bereits von einem Arzt begutachtet, der zu dem Entschluss kam, dass er einen Verdacht habe, hierfür jedoch noch eine zusätzliche Untersuchung benötige. Herr Gruber willigte schließlich ein. Was sollte er auch sonst machen. Sein Bauch war zunehmend hart wie ein Brett und vom Gefühl her waren die Schmerzmittel die er als Infusion bekommen hatte nur ein Tropfen auf den heißen Stein. Nach wenigen Minuten ging es schließlich schon los. Auf einer Liege fahrend quälte sich Herr Gruber in die Radiologie, wo noch eine Computertomographie gemacht werden sollte. Jede kleine Erschütterung beim Fahren über die Fliesen gab ihm dabei einen kleinen unangenehmen Stich in den Bauch. Doch zu diesem Zeitpunkt wusste er noch nicht, dass das Umlagern auf die Untersuchungsliege des Computertomographen noch eine viel größere Tortur werden würde. Nach gefühlt unendlichen qualvollen Minuten war es schließlich geschafft. Herr Gruber wurde ins CT geschoben, viele Bilder seines Bauches wurden angefertigt und er hatte den Rückweg in die Notfallambulanz geschafft, wo der Chirurg bereits vor dem Computer saß und gespannt einen Blick auf den Bildschirm warf. Der Arzt grübelte etwas vor sich hin und sagte schließlich laut, dass der Befund eindeutig sei. Sie haben freie Luft im Bauch. Herr Gruber starrte ihn nur mit schmerzverzerrtem Gesicht an und wusste nicht so recht, was er meinte. Der Chirurg erwiderte nochmal, dass er freie Luft im Bauch habe und so wie es aussah könne diese wohl von einem Dickdarmdivertikel kommen, dessen Wand durchbrochen wurde. Herr Gruber verstand die Welt nicht mehr. Divertikel, Luft, Durchbruch? Das Einzige, was er wirklich realisierte war die Tatsache, dass er immer noch starke Schmerzen hat. Aber für dieses Problem schien schon eine Lösung parat, denn die Schwester hängte im selben Moment eine Infusion mit Morphium an, die der Arzt angeordnet hatte. Der Arzt drehte sich schließlich erneut zu Herrn Gruber um und erklärte ihm was es mit all den Begriffen, die er vorher genannte hatte auf sich habe. Er erklärte, dass ein Divertikel eine Ausbuchtung aus dem Darm sei. Durch diese Ausbuchtung wird die Wand etwas dünner und anfälliger für ein Einreißen. Das dürfte wohl hier auch der Fall sein und Herr Gruber hat dadurch ein Loch im Darm, durch das primär Luft, aber auch andere Stoffe wie eben Fäkalien austreten können. Die Folge sind in seinem Fall ein überblähter, stark schmerzender Bauch. Der Chirurg erklärte, dass heute noch operiert werden müsse um das Schlimmste zu verhindern. Er klärte seinen Patienten über alle Risiken und Nebenwirkungen der Operation auf, dass sie sich während der OP ein Bild von der Lage machen müssten und während der OP auch entscheiden werden, wie das weitere Vorgehen sein wird. Der Chirurg redete was von Laparotomie, Stoma, Drainagen usw. Zugegebenermaßen war Herr Gruber gar nicht wirklich bei der Sache, denn das Morphium zeigte langsam seine Wirkung. Die Schmerzen ließen deutlich nach. Herr Gruber war wesentlich entspannter und froh, dass die Schmerzen erträglicher wurden. Als ihn der Chirurg schließlich fragte ob es noch Unklarheiten gäbe und ob er einverstanden sei mit der Operation antwortete Herr Gruber schließlich nur, dass er angesichts seiner Situation sowieso keine Wahl habe, denn diese Schmerzen wären um keinen Preis der Welt länger auszuhalten. Er willigte in die Operation ein und gab den behandelnden Ärzten sein vollstes Vertrauen, dass sie alles tun würden, damit die Schmerzen wieder besser werden. Und damit nahm die ganze Prozedur seinen Lauf. Herr Gruber wurde kurz auf seinem Zimmer zwischengeparkt. Für die Operation wurde sein Bauch rasiert und danach ging es postwendend in den Vorbereitungsraum des OP-Saals. Dort wurde er von einem netten Anästhesisten bereits erwartet, der ihm versprach sich jetzt um ihn zu kümmern. Es wurden noch die letzten Fragen geklärt, bevor sich schließlich die Tür zum Operationssaal öffnete und Herr Gruber auf den OP-Tisch verfrachtet wurde, wo er im Morphiumrausch und durch die Narkosemedikamente in einen tiefen Schlaf fiel. Nur Minuten später gab der Anästhesist sein Ok, dass der Patient bereit für die OP sei.

Die erste Stunde verging wie im Flug, und nach drei Stunden war die Operation auch wieder vorbei. Es gestaltete sich relativ schwierig, denn offenbar schien ein zweiter benachbarter Divertikel ebenfalls betroffen zu sein, und es hatte sich bereits ein lokaler kleiner Abszess gebildet. Die Chirurgen haben sich schließlich entschlossen einen Teil des Darmes zu entfernen, doch das würde Herr Gruber erst später erfahren, wenn er in einer Koje auf der Intensivstation wieder zu Bewusstsein kommen wird.

Etwa zwei Stunden nach der OP erlangte Herr Gruber Schritt für Schritt einen Bewusstseinszustand, in dem man auch eine ordentliche Unterhaltung mit ihm führen konnte. Zugegebenermaßen wirkte er noch etwas verwirrt und konnte nur bedingt mitverfolgen, was um ihn herum alles geschah. Mit zunehmendem Bewusstsein rückten auch die Bauchschmerzen wieder in den Vordergrund, nur dieses Mal war eben noch die OP daran schuld. Instinktiv griff Herr Gruber mit seiner rechten Hand daher auf seinen Bauch, doch was er da spürte machte ihn stutzig. Da war etwas Plastikartiges. Etwas Großes. Etwas, das er nicht zuordnen konnte. Etwas, was sich aber auch nicht anfühlte wie ein Pflaster. Trotz der Schmerzen hob er schließlich seinen Kopf an, um zu sehen was er da spürte. Er sah einen durchsichtigen Beutel, der an seinem Bauch klebte und darin war ein etwas rosa imponierendes Gewebe, das er nicht wirklich zuordnen konnte. Er fragte schließlich die Schwester, die in der Nähe stand, was das alles ist und was überhaupt passiert sei. Diese erklärte ihm, dass der Plastikbeutel mit dem rosa Ding drin ein Stoma sei und dass die Operation relativ schwierig gewesen sei, denn die Chirurgen haben ein Stück Dickdarm entfernen müssen. Sie erklärte der Arzt wird später nochmal nach ihm sehen, um ihm alles in Ruhe zu erklären. Fürs erste sollte sich Herr Gruber jedoch noch ausruhen um die Strapazen der OP zu verkraften.

Was ist ein Stoma?

So oder ähnlich kann es durchaus vielen Menschen gehen. Es ist nicht selten, dass nach einer größeren geplanten oder auch ungeplanten Operation die Anlage eines Stomas notwendig ist. Doch was ist nun eigentlich ein Stoma? Ein Stoma ist im Grunde genommen nichts anderes als ein künstlich geschaffener Darmausgang. Dies passiert, indem während der Operation ein Loch in den Bauch gemacht wird und der Darm durch dieses Loch an die Oberfläche gebracht wird. Dort wird er vernäht, sodass der Stuhl nicht mehr den ursprünglichen Weg über den Enddarm nimmt, sondern über den künstlichen Darmausgang einfach am Bauch herausfließen kann. Der Grund für eine Stomaanlage ist vielfältig. Dazu gehören komplizierte Operationen, bei denen es – etwa nach einem Darmdurchbruch – notwendig ist, den dahinterliegenden Darmabschnitt zu entlasten, damit dieser gut verheilen kann. Diverse Erkrankungen des Verdauungstraktes wie bestimmte Arten der Motilitätsstörung (z.B. ultima Ratio bei Slow Transit Constipation), als auch entzündliche Erkrankungen wie Colitis ulcerosa oder Morbus Crohn in ausgewählten Fällen sind weitere mögliche Gründe für eine

14

Stomaanlage. Letzten Endes entscheidet immer der behandelnde Arzt ob ein Stoma notwendig bzw. überhaupt gerechtfertigt ist. Ein Stoma ist schließlich nichts was man mal schnell leichtfertig anlegt, sondern hat natürlich insbesondere für den Patienten weitreichende Konsequenzen. Doch wenn man sich mit der Thematik Stoma auseinandersetzt so gilt es auch zu klären welche Arten es davon gibt.

Prinzipiell gibt es diverse Arten von Stomata, angefangen von jenen des Urogenitaltraktes wie dem Urostoma, bis hin zu jenen des Verdauungstraktes wie dem Colostoma (Stoma des Dickdarmes) bis hin zum Ileostoma (Stoma des Dünndarmes). Auch wird unterschieden zwischen endständigem und doppelläufigem Stoma. Zudem kann man insbesondere beim Colostoma anhand der Lage unterscheiden und klassifizieren. So ist ein Transversostoma ein Stoma, das im querliegenden Dickdarmteil angebracht ist, wobei ein Descendostoma ein Stoma ist, welches im absteigenden Dickdarmteil liegt. Die folgende Abbildung soll den Unterschied zwischen einem endständigen und einem doppelläufigen Ileostoma veranschaulichen.

Bauchdecke

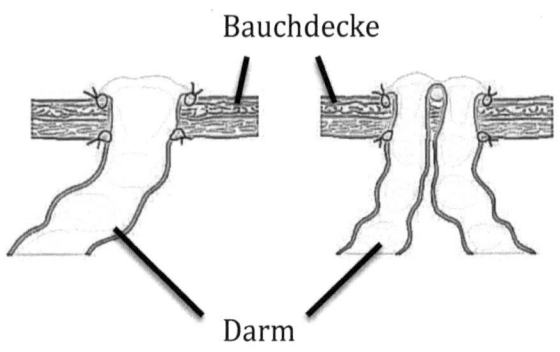

Darm

Welche Art von Stoma notwendig, bzw. für den Patienten selbst besser ist, muss der Arzt entscheiden. Bei einem endständigen Stoma - wie in der linken Abbildung gezeigt - ist der Darm komplett durchtrennt und der Teil, der mit dem Magen und somit schließlich dem Mund verbunden ist wird ausgeleitet. Dadurch ist eine durchgehende Passage des Nahrungsbreis gesichert. Bei einem doppelläufigen Stoma – wie in der rechten Abbildung gezeigt - passiert im Prinzip Ähnliches. Die Passage bleibt ebenfalls gesichert, jedoch wird der Darm nicht komplett durchtrennt, sondern nur eröffnet und dieser eröffnete Teil als Stoma herausgezogen und an der Haut vernäht. Letzteres Stoma wird insbesondere in Situationen verwendet in denen eine Rückoperation geplant ist und das Stoma nur als vorübergehende Maßnahme gedacht ist. Ein endständiges Stoma wird vor allem auch als dauerhafte oder längerfristige Lösung verwendet, da endständige Stomata aufgrund des meist kleineren Durchmessers und der Morphologie leichter zu versorgen sind. Wie sich schon anhand der Abbildung vermuten lässt ist der zweite Teil beim doppelläufigen Stoma funktionslos, was bedeutet, dass dessen Öffnung zwar von außen zu sehen ist, aber kein Nahrungsbrei durch den dahinterliegenden Darmabschnitt transportiert wird.

Kapitel 2: Colostoma vs. Ileostoma

Im Vorherigen Kapitel wurde schon kurz angesprochen wie man ein Stoma einteilen kann. Medizinisch gesehen macht vor allem eine Unterteilung in ein Colostoma und ein Ileostoma einen wesentlichen Unterschied. Doch warum ist dies so? Um diese Frage beantworten zu können muss man sich die Anatomie des Verdauungstraktes und deren Funktion näher ansehen. Nahrung wird über den Mund aufgenommen, gelangt anschließend über die Speiseröhre in den Magen und weiter in den Dünndarm, wobei der Dünndarm in drei Teile eingeteilt werden kann. Zuerst kommt der Zwölffingerdarm wo dem Nahrungsbrei noch Galle zugegeben wird. Anschließend gelangt der Nahrungsbrei weiter in das Jejunum, also den mittleren Teil des Dünndarmes, wo die Aufnahme wichtiger Substanzen erfolgt. Zu diesen Substanzen zählen Energieträger wie Kohlenhydrate, als auch andere Stoffe wie Vitamine, die unser Körper benötigt. Im letzten Teil des Dünndarmes, dem sogenannten Ileum, wird im Großen und Ganzen laienhaft ausgedrückt die gleiche Arbeit verrichtet wie im Dünndarm davor. Doch dieser lateinische Name verrät uns bereits, was es mit dem Ileostoma auf sich hat. Das Ileostoma ist nämlich ein Stoma bei dem der letzte Dünndarmabschnitt, eben das sogenannte Ileum ausgeleitet wird. Das ist natürlich leicht nachvollziehbar, da eine Ausleitung ganz am Anfang des Dünndarmes keinen Sinn machen würde, da der Körper dann ja keine Nährstoffe usw. mehr aufnehmen könnte.

Sollte es sich jedoch um ein Colostoma handeln, so bedeutet dies, dass der Darm erst im Dickdarm ausgeleitet wird, also dem Darmabschnitt zwischen Dünndarm und After. Hier kann medizinisch gesehen unterschieden werden wo der Darm ausgeleitet wird, ob dies im aufsteigenden Teil bereits der Fall ist, oder erst später im querliegenden, absteigenden oder sogar erst im sigmoidalen Bereich des Dickdarms, also jenem Bereich, der knapp vor dem Rektum liegt.

Doch was bringt uns dieses Wissen darüber wie sich ein Ileostoma bzw. Colostoma unterscheiden und welche Konsequenzen dies hat? Die Antwort darauf ist eigentlich ganz einfach, wenn man sich nicht nur die anatomische Lage ansieht, sondern die Funktion der einzelnen Darmabschnitte etwas näher betrachtet.

Während der Dünndarm hauptsächlich für die Aufnahme von Nährstoffen, Energieträger, Vitamine etc. verantwortlich ist, so ist es Aufgabe des Dickdarmes dem Nahrungsbrei Wasser und Elektrolyte zu entziehen und in den Körper wieder aufzunehmen. Dieses Wissen erklärt auch den wesentlichen Unterschied zwischen den zwei Stomata. Ein Ileostoma hat wesentlich dünneren und flüssigeren Stuhl, als dies beim Colostoma der Fall ist. Doch hierbei gilt es auch zu beachten, dass ein Colostoma nicht identisch zu einem anderen Colostoma ist. Je nach Lage des Colostomas variiert natürlich auch die Länge die der Nahrungsbrei durch den Dickdarm nimmt. Umso länger der Weg durch den Dickdarm, umso mehr Wasser kann der Dickdarm wieder aufnehmen und umso fester ist die endgültige Stuhlkonsistenz.

Zudem gibt es noch ein paar andere Unterschiede die im Alltag eines Stomaträgers durchaus eine Rolle spielen. Im Dünndarm befinden sich unter physiologischen Bedingungen praktisch kaum Bakterien, welche Nahrungsreste verwerten und übelriechende Gase produzieren. Im Dickdarm hingegen sehr wohl. Das hat zur Folge, dass der Stuhl eines Colostomas durchaus wesentlich - nennen wir es mal „geruchsintensiver" ist, als der deutlich geruchsärmere Dünndarmstuhl.

Doch macht das für einen Stomaträger einen Unterschied ob der Stuhl nun mehr oder weniger Konsistenz hat und eher flüssig oder breiig ist? Die Frage ist sehr leicht zu beantworten. Es macht einen sehr großen Unterschied. Erstens befinden sich im dünneren Stuhl des Dünndarmes durchaus noch Nahrungsenzyme und andere Verdauungsstoffe die der Körper abgibt. Diese Stoffe haben die Aufgabe die Nahrung zu zerkleinern und aufnahmefähig zu machen. Wenn dieser Stuhl mit der Haut in Berührung kommt wird er diese auch angreifen und es kommt bei entsprechender Einwirkzeit auch zu einer deutlichen Reizung sowie zu offener Haut und Wunden. Zudem kommt erschwerend hinzu, dass eben dieser aggressive Stuhl dünnflüssig ist und sich daher in allen Ritzen und Hohlräumen ausbreiten kann, wenn die Stomaversorgung nicht entsprechend passt. Welche Versorgungsmöglichkeiten es hierfür gibt und welche Rolle die individuelle Versorgung spielt sehen wir uns zu einem späteren Zeitpunkt noch genauer an.

Eingedickter Stuhl des Colostomas hingegen ist in der Regel leichter zu handhaben. Er ist der Haut selbst gegenüber weniger aggressiv und da er meist breiig bis hart ist, sucht er nur selten den Weg in kleine Ritzen und Hohlräume. Dies macht den Umgang mit einem Colostoma meist leichter als dies beim Ileostoma der Fall ist.

Kapitel 3: Stomaversorgung

Die Stomaversorgung ist wohl das Kapitel, welches im ganzen Buch am spannungsvollsten erwartet wird und zugleich am meisten polarisiert. Denn hier spalten sich die Geister wie zu keinem anderen Thema. Es gilt die Frage zu stellen welche Art der Versorgung ist die Richtige, welche Firma ist die Beste und wer hat nun Recht was die bessere Versorgung ist – der Arzt oder die dafür ausgebildete Stomaschwester /-pfleger? Nun, um gleich mal vorweg zu greifen. Als Arzt selbst kann ich nur sagen, dass es die Ärzte gewiss nicht sind, und die Stomapflegekraft ist es nur bedingt, denn die Person, die letzten Endes wirklich Recht hat, was die beste Versorgung ist, ist nämlich schlicht und einfach der Stomaträger selbst. Weder der Arzt, noch die extra ausgebildete Stomaschwester /-pfleger müssen mit der Versorgung 24 Stunden am Tag und 7 Tage die Woche rumlaufen. Nein, es ist der Stomaträger, der das muss. Und in erster Linie muss es eben für genau diesen passen. Es muss die Ansprüche erfüllen die dem Stomaträger wichtig sind und die Versorgung muss nebenbei noch funktional sein und die medizinische Notwendigkeit, nämlich den Stuhl adäquat aufzufangen aufweisen können.
Wo jetzt schon mal vorab geklärt wurde, wer schließlich bestimmt was für den Patienten selbst die richtige Versorgung ist, so müssen wir uns die

Frage stellen, welche Versorgung es überhaupt gibt und welche Versorgung für den Patienten die Richtige ist. Da dieses Thema sehr komplex ist scheiden sich hier auch die Geister und jeder hat seine eigene Philosophie. Doch es gibt dabei einige Punkte zu beachten, die man sich zumindest mal durch den Kopf gehen lassen sollte.

Fürs erste wollen wir uns ansehen, welche Arten der Stomaversorgung es gibt. Sicherlich gilt es gleich mal vorab anzumerken, dass die Bandbreite der genannten Produkte gewiss nur ein Ausschnitt sind, jedoch wird ein guter Eindruck vermittelt, was es gibt, und welche Versorgung eventuell die Richtige sein könnte. Dabei werde ich auch Produkte (ohne genauer Firmenzuordnung) ansprechen, die ich als Betroffener selbst in meiner eigenen Stomaversorgung benutze und mit denen ich bisher nie ein Problem hatte.

Vom Prinzip her gibt es bei einer Stomaversorgung zwei von Grund auf unterschiedliche Beutel. Diese können entweder geschlossen oder offen sein. Die geschlossenen Beutel sind in der Regel für das Colostoma gedacht, da sich harter oder nur breiiger Stuhl schwer durch ein offenes Beutelsystem entleeren lässt. Diese geschlossenen Beutel werden jedes Mal, wenn sie voll sind als ganzes gewechselt und neu auf die Haut geklebt. Im Gegensatz dazu gibt es die offenen Beutel – auch Ausstreifbeutel genannt – die am unteren Ende eine Öffnung haben, wo der dünnflüssigere Stuhl aus dem Beutel in die Toilette entleert werden kann. Dabei muss der Beutel nicht gewechselt werden. Nach dem Entleeren wird die Öffnung gesäubert, anschließend - meist durch umknicken des Beutels - wieder luft- und wasserdicht verschlossen und mit einem Klettverschluss fixiert. Das offene Beutelsystem wird daher für dünnflüssigere Stuhlkonsistenzen bevorzugt wie es beim Ileostoma oder auch bei sehr früh im Dickdarm gelegenen Colostoma vorkommt. Weiters gibt es sowohl beim Colostoma als auch beim Ileostoma verschiedene Größen. Sicherlich muss man auch als Arzt wiederum zugeben, dass der Patient immer Recht hat und sollte er sich für die kleinste Größe entscheiden, so wird er mit Sicherheit gute Gründe haben, warum er das macht. Jedoch gibt es eine realistische Überlegung die Größte der meist drei vorhandenen Größen zu nehmen. Dies hat den Vorteil, dass man mehr Volumen reinbringt, daher weniger häufig zur Toilette muss, sich wiederum weniger Gedanken machen muss, wo die nächste Toilette ist, noch seinen Alltag einschränken muss, weil man sein Vorhaben nicht mit dem Toilettengang abstimmen muss. Sollte sich ein Stomaträger mit derart „großen" Beutel jedoch unwohl fühlen, so ist eine kleinere oder mittlere Größe durchaus eine adäquate Option für ihn. Hier kann nur wiedermal betont werden: Der Patient hat immer recht, was die richtige Versorgung für ihn persönlich ist, denn er wird in fast allen Fällen gute Gründe haben, warum er sich für die ein oder andere Möglichkeit entscheidet.

Eine weitere philosophische Frage ist die Wahl zwischen ein- und zweiteiligen Beutelsystemen. Beide haben ihre Daseinsberechtigung, doch welches System nun die richtige Wahl ist, kann lediglich der Patient bestimmen. Es gibt jedoch relevante Überlegungen zu den beiden Möglichkeiten. Bei einer zweiteiligen Versorgung klebt der Beutel nicht auf der Haut, sondern ist über einen Ringmechanismus aus Plastik mit einer Basisplatte verbunden. Diese Basisplatte klebt auf der Haut und kann dabei länger kleben bleiben und muss nicht bei jedem Beutelwechsel getauscht werden. Für dieses Produkt gibt es durchaus eine Pro- und Kontra Seite, wobei meines Erachtens die Kontra Seite bei den meisten Stomaträgern überwiegt.

Für Stomaträger ist Sicherheit ein wesentliches Kriterium. Sicherheit im Sinne einer Versorgung, die dicht ist, sich nicht löst und über die sich der Stomaträger keine Gedanken machen muss. Es gibt wohl nichts Blöderes als irgendwo unterwegs zu sein - vielleicht sogar noch auf einem Ausflug oder in den Bergen - und es passiert das Missgeschick, dass die Stomaversorgung undicht wird und der große nasse Fleck auf dem Shirt nicht nur die Aufmerksamkeit der Anderen auf sich zieht, sondern zudem eine unhygienische Sauerei hinterlässt. Für Stomaträger ist es essentiell sich auf die Versorgung zu 100 % verlassen zu können. Angesichts dieses möglichen Missgeschickes gilt es dies möglichst zu vermeiden. Je mehr Konnektionsstellen eine Stomaversorgung hat, umso mehr Möglichkeiten gibt es auch, dass sich diese lösen können und die Versorgung undicht wird. Daher ist es eine relevante Überlegung, und durchaus eine persönliche Empfehlung ein einteiliges Versorgungssystem zu verwenden, da hier eine Stelle weniger vorhanden ist die auseinander gehen könnte.

Und auch wenn man es kaum glauben möchte, so können diese Momente leichter passieren, als einem lieb ist, und sei es nur indem man sich im Schlaf dreht und dabei den Stomabeutel abstreift oder die Klebewirkung mit der Zeit nachlässt.

Doch haben die zweiteiligen Stomaversorgungen dann überhaupt eine Daseinsberechtigung? Meines Erachtens schon, denn es mag durchaus Patienten geben, die ein Colostoma haben und häufiger am Tag den Beutel wechseln müssen und dabei immer große Hautirritationen und Schmerzen haben. Gerade beim Colostoma ist Dichtheit der Versorgung nicht ein ganz so großes Thema wie beim Ileostoma, denn der Dickdarmstuhl hat eine deutlich festere Konsistenz und sucht daher selten einen Weg in die kleinsten Ritzen. Daher ist der beste Anwendungsfall einer zweiteiligen Stomaversorgung bei Patienten gegeben, die zwar häufig den Beutel wechseln müssen, aber bei jedem Wechsel massive Hautprobleme und Reizungen durch das Herunterziehen der Klebeplatte haben und zudem ein Colostoma besitzen. Dadurch können Hautprobleme vermieden werden und sofern der Patient durch seinen Alltag oder auch sonstige Gewohnheiten kein größeres Risiko hat, dass sich die Versorgung lösen könnte, so kann eine zweiteilige Versorgung durchaus die optimale Lösung sein. Hierbei möchte ich erneut darauf hinweisen, dass es der Patient ist, der bestimmen muss, mit welcher Versorgung er am besten klar kommt, denn wie in diesem Fall ist er es, der die Schmerzen an der Haut spürt und die Wechsel der Beutel im Alltag durchführen muss.

Wie man sieht gibt es viele Möglichkeiten sich in der Stomaversorgung auszutoben und genauso viele Überlegungen die man sich bei jedem Patienten durch den Kopf gehen lassen sollte.

Um beim Thema zu bleiben soll auch noch erwähnt werden, dass es von nahezu jedem Arzt oder jeder Stomapflegekraft die Empfehlung gibt den Durchmesser des Stomas auszumessen und die Klebeplatte des Beutels möglichst genau so auszuschneiden, dass der Beutel gerade über das Stoma passt. Damit will man bezwecken, dass möglichst viel Haut bedeckt wird und möglichst wenig Platz vorhanden ist, wo Stuhl mit der Haut in Berührung kommen kann.

In diesem Falle stelle ich eine doch sehr gewagte Behauptung auf, dass dies nicht erforderlich ist, ggf. sogar kontraproduktiv sein kann, und durch eine andere Versorgungsmethode eine bessere Lösung erreicht werden könnte.

Und wie soll es auch anders sein, so werden spätestens jetzt die ersten Stomapflegekräfte die Stirn runzeln und sich fragen, ob ich das wirklich ernst meine. Doch durch die Tatsache, dass ich selbst sowohl ein Colostoma als auch Ileostoma zu versorgen hatte und damit gelebt habe weiß ich sehr wohl worüber ich rede. Ich verstehe jedoch auch die Tatsache, dass die meisten verwirrt sind und nicht nachvollziehen können warum ich dieser Meinung bin, deshalb will ich dies in diesem Kapitel noch näher erläutern.

Hierfür bedarf es jedoch noch ein weiteres Produkt zu nennen, was meiner Meinung nach eine Stomaversorgung massiv optimieren kann und nicht nur Lecks vorbeugt, sondern zu einer gut geschützten Haut beiträgt. In diesem Fall spreche ich von einem Hautschutzring.

Diese Ringe sind meist wenige Millimeter dick, haben einen variablen Durchmesser je nach Produkt und sitzen zwischen Haut und Stomaversorgung.

Die ersten werden sich jetzt denken ob ich noch alle Tassen im Schrank habe. Keine drei Seiten vorher predige ich noch auf möglichst viele Einzelkomponenten zu verzichten, weil jede Einzelverbindung potenziell undicht werden und zu einem Unglück führen könnte, und jetzt behaupte ich frech man soll noch was zwischen Haut und Stomabeutel einfügen. Zurecht muss ich gestehen, dass das paradox klingt, doch in diesem Fall ist das anders!

Die Hautschutzringe (zumindest alle, die ich bisher selbst getestet habe) haben die Eigenschaft, dass sie sich perfekt an die Haut anschmiegen und richtig fest auf der Haut haften. Insbesondere bei schnellem Abziehen halten sie extrem gut und sind daher zur Vorbeugung von ungewollten Ablösungen von der Haut perfekt geeignet. Wenn man sie jedoch langsam von der Haut abzieht lassen sie sich meist recht gut entfernen. Und das ist auch der entscheidende Punkt, warum ich einen Hautschutzring durchaus empfehlen kann, denn er sitzt nicht nur sehr „fugenlos" auf der Haut auf, sondern sorgt zudem für bessere Haftung, und dadurch kann sich die ganze Einheit von Haut – Hautschutzring – Stomabeutel wesentlich schwieriger in ungewollten Situationen voneinander lösen. Dies sorgt für zusätzliche Sicherheit im Alltag und für effektivere Vorbeugung gegen Hautirritationen, denn wo der Hautschutzring auf der Haut haftet kann definitiv kein Stuhl hin, auch nicht wenn dieser flüssig ist.

Noch dazu gilt es zu erwähnen, dass die Klebeplatte der Stomabeutel erfahrungsgemäß meist nicht so gut kleben, da sich diese der Haut nicht so ideal anschmiegt, wie dies beim Hautschutzring der Fall ist und in der Regel auch nicht denselben Halt bietet, wie es der Hautschutzring kann. Doch was hat es nun mit meiner gewagten Behauptung auf sich, dass es

nicht unbedingt den perfekt zugeschnittenen Stomabeutel braucht um die optimale Versorgung zu gewährleisten? Die Antwort ist eigentlich ganz einfach. Beim Wechsel eines Ileostomas - bzw. dessen Beutels - entfernt man den alten Beutel, reinigt alles und versucht einen neuen Beutel über das Stoma zu ziehen. Doch die Erfahrung hat gezeigt, dass je enger, bzw. je „passgenauer" der Ring ausgeschnitten ist, desto schwieriger ist es beim Überziehen des Beutels das Stoma möglichst wenig zu berühren.
Doch wieso ist das wichtig?
Selbst beim Wechsel ist das Ileostoma nur selten wirklich trocken, da das Ileostoma nur selten wirklich ruht und gar nichts fördert. Der ein oder andere kleine Tropfen kann da schon mal rauskommen, obwohl man nur Sekunden davor alles gereinigt hat. Dadurch kann es vorkommen, dass man durch das enge Überstülpen der Klebeplatte über das Stoma Flüssigkeit/flüssige Stuhlreste, etc. am Stoma entlang nach unten schiebt und diese erst recht an die Haut bringt. Dies wird in der nachfolgenden Abbildung nochmal veranschaulicht.

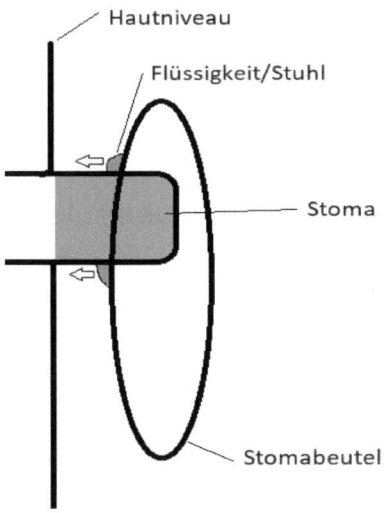

Hautniveau

Flüssigkeit/Stuhl

Stoma

Stomabeutel

Die Abbildung zeigt dabei, wie durch das Überstreifen eines „passgenau" ausgeschnittenen Stomabeutels, der eng anliegt, möglicherweise Stuhlwasser oder auch Stuhl selbst vom Stoma abgestreift und in Richtung Haut geschoben werden kann. Selbst kleinere Mengen Stuhlwasser können durch die enthaltenen Verdauungssäfte Hautirritationen um das Stoma herum auslösen.

Dies kann man vermeiden indem man das Loch, bzw den Durchmesser des Hautschutzringes etwas größer lässt um eine Berührung gut zu vermeiden.

Kritiker mögen auch jetzt sofort wieder aufschreien, denn wenn der Durchmesser des Loches größer ist, liegt erst recht wieder mehr

Haut frei. Und ja die Kritiker haben dabei völlig Recht. Doch hierfür gibt es eine gute Lösung, denn viele Firmen bieten eine leicht modellierbare, zähe und wasserabweisende Paste an mit der genau diese offen liegende Stelle abgedichtet werden kann. Diese Paste muss auch nicht über das Stoma gestreift werden, sondern kann direkt hautnahe aufgetragen werden. Die einzige Schwierigkeit ist die Tatsache, dass dies bei einteiligen Stomaversorgungen schwer ist, da wir nicht in den Beutel selbst rein fassen können um dies von Innen aufzutragen, doch das ist kein Problem, da wir das gar nicht müssen!

Optimalerweise wollen wir ja den perfekt auf der Haut aufliegenden und abdichtenden Effekt des Hautschutzringes, sowie dessen sehr gute Hafteigenschaft für große Sicherheit nutzen, deswegen wäre es klug bei einer Stomaversorgung so vorzugehen, dass der alte Beutel entfernt wird, das Stoma gereinigt wird und dann die neue Versorgung angebracht wird.

Dabei wird mit dem etwas zu großen Hautschutzring begonnen, der ohne Berührung über das Stoma auf die Haut aufgebracht werden kann. Danach dichten wir den kleinen Spalt mit der ebenfalls gut auf der Haut klebenden Paste ab und das Wichtigste ist vollbracht. Durch den Hautschutzring sowie der Abdichtpaste für den kleinen Zwischenspalt haben wir im Umkreis von 2-3 cm um das Stoma herum eine Flüssigkeitsdichte Barriere geschaffen, und das obwohl der Stomabeutel selbst noch nicht mal gebraucht wurde. Um das Stoma herum ist die Haut nun optimal vor Stuhl und hautreizenden Flüssigkeiten geschützt.

Zum Besseren Verständnis ist hier nochmal eine Draufsicht auf das Stoma mit dem geklebten Hautschutzring sowie der Abdichtpaste zu sehen:

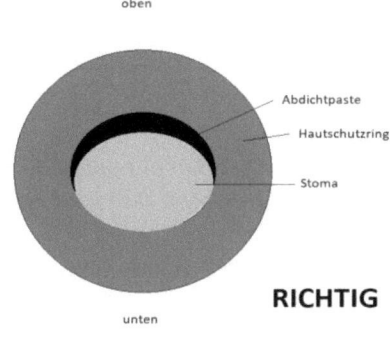

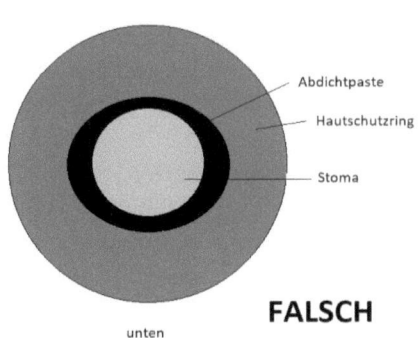

Im ersteren Bild ist die optimale Positionierung zu sehen: In der Mitte liegt das Stoma, das von einem Hautschutzring umgeben ist. Dieser Hautschutzring, sollte jedoch kurz bevor er die Haut berührt so positioniert werden, dass er unten mit dem Stoma bündig ist. Der Grund hierfür ist so einfach wie genial. Aufgrund der Schwerkraft wird Stuhl, Flüssigkeit, etc. immer nach unten tendieren, was bedeutet, dass beim Stehen der Stuhl unmittelbar auf den undurchdringbaren Hautschutzring trifft und ein sicherer Schutz gegeben ist. Zudem sitzt man auch mit erhöhtem Oberkörper, sodass der Stuhl praktisch immer nach unten fällt und sofort vom Hautschutzring abgeblockt wird. Die schwarz gekennzeichnete Abdichtpaste ist lediglich als lückenlose Abdichtung gedacht, da im Liegen (z.B. beim Schlafen) auch an diese Stelle Stuhl kommen könnte. Zudem muss noch darauf aufmerksam gemacht werden, dass es viel leichter ist eine größere Fläche, bzw. breitere Fuge mit der Abdichtpaste auszufüllen als es bei einer kleineren Fuge um das ganze Stoma herum der Fall wäre. Deshalb ist die Klebeposition des Hautschutzringes wie in der zweiten Abbildung gezeigt deutlich unvorteilhafter.

Zusammenfassend kann man bisher sagen: Wenn erst mal dieses gute Fundament aus fest haftendem und gut abdichtendem Hautschutzring und der Abdichtpaste gelungen ist, dann ist der Rest ein Kinderspiel, denn dann braucht man nur noch den Beutel drüber stülpen und an die Hautschutzplatte drücken.

Und hier wären wir wieder an dem Punkt der Einfachheit, denn der Beutel kann ruhig etwas großzügiger und ungenauer ausgeschnitten sein, denn der Beutel sitzt ja auf dem hervorragenden Fundament aus Ring und Paste auf und muss daher keine bündige Abdichtung zur Haut schaffen, denn diese ist schon längst gegeben!

Anzumerken sei jedoch noch, dass sich als Versorgung hier ein konvexes Beutelsystem bewährt hat, da dieses in der Mitte meist aus hartem Plastik besteht und somit fest und bündig mit dem Hautschutzring zusammenhaftet.

Plane Beutel haben diese abgehobene Form nicht, damit sie sich per se gut an die Haut anschmiegen können, jedoch ist dies bei einem Hautschutzring kein Thema mehr. Insbesondere empfiehlt sich der konvexe Beutel, da an dem harten Plastik meist eine Befestigung für einen Stomagurt vorhanden ist, der für zusätzliche Sicherheit sorgt, doch dazu später mehr! Plane Versorgungssysteme haben diese Befestigung zwar auch, jedoch durch die Tatsache, dass die Klebeplatte der Beutel flexibel ist, kann durch die Biegung bei festem und gespanntem Gurt ggf. eine Falte aufgeworfen werden, unter die wiederum Flüssigkeit eindringen könnte. Dies kann beim harten Plastik von konvexen Versorgungssystemen nicht passieren.

Diese Methode erfüllt die Voraussetzung für eine perfekte Stomaversorgung, denn wir können vorgeschnittene (leicht größere) Hautschutzringe verwenden, müssen beim Überziehen nicht so sehr aufpassen, dass wir das Stoma nicht berühren und wir müssen die Stomabeutel nicht millimetergenau ausschneiden und sparen uns damit viel Zeit.

Klar ist meine Behauptung, dass eine Stomaversorgung nicht millimetergenau ausgeschnitten werden muss gewagt, doch wer dieses Vorgehen verstanden und auch selbst mal angewendet hat wird von der Methode überzeugt sein. Seit über drei Jahren in denen ich persönlich diese Art der Versorgung anwende, kam es niemals zu einer Undichtigkeit, noch hatte ich jemals irgendwelche schmerzhaften Hautirritationen um das Stoma herum. Zudem gibt mir diese Versorgung die Sicherheit im Alltag, da der Hautschutzring alles gut zusammenhält, und weiters erspart mir diese Methode viel Mühe, da man viel seltener die Versorgung wechseln muss (weil es so gut hält). Durch diese Art der Versorgungsmethode richtet sich das Leben nicht nach dem Stoma, sondern das Stoma begleitet das Leben ohne im Alltag großartig einzuschränken.

Behaupte ich nun, dass diese Methode, die ich geschildert habe die Beste auf der Welt ist und sich alle daran halten sollten? Nein, das tu ich natürlich nicht! Aber ich behaupte es ist die beste Methode für mich, und ich bin davon überzeugt, dass es die beste Methode für so viele weitere Stomaträger in der Welt sein wird, die Probleme mit ihrer jetzigen Versorgung haben, sei es aufgrund von Undichtigkeit oder ständigem Ablösen des Beutels.

Der Vollständigkeit halber sei noch erwähnt, dass es auch Hautschutzplatten mit konvexer Form gibt. Bei Jenen muss man allerdings bedenken, dass – sofern sie auf glatter Haut aufsitzen – sich möglicherweise ein Spalt zwischen dem konvexen Anteil und dem geraden Anteil bilden kann, wo wieder Flüssigkeit seinen Weg hin suchen könnte. Wo dieser konvexe Anteil jedoch Sinn machen kann ist bei Stomata die unterhalb des Hautniveaus liegen. Dies muss individuell ausprobiert werden, denn wie gesagt ist jeder Mensch anders.

Aber was gehört noch zu einer guten Stomaversorgung. Meiner Meinung ist das eine klare Sache, denn zu jeder guten Stomaversorgung gehört ein Stomagurt. Es mag etwas komisch klingen, doch die Praxis zeigt, dass ein Stomagurt, der am besten durchgehend getragen wird, sicher vor ungewollten Ablösungen schützen und zudem die Wechselzeit deutlich hinauszögern kann, was weniger Hautirritationen und mehr Lebensqualität zur Folge hat. Dieser darf durchaus bei sportlicher Aktivität oder auch nachts fest angezogen sein, um einen wirklich festen und sicheren Sitz zu garantieren. Stomabeutel haben nämlich die Eigenschaft relativ robust zu sein, was bedeutet, dass ein Stomabeutel kaum platzen wird wenn er zu voll wird, sondern vielmehr versucht, sich

Schritt für Schritt von der Haut abzulösen um Druck abzulassen, wenn er zu voll und überbläht wird. Wenn dem -durch einen fest gezurrten Gurt entgegengewirkt wird, dann kann insbesondere im Schlaf diesen ungewollten Ablösungen und Unfällen gut vorgebeugt werden.

Und sollte der Stomagurt wirklich mal fest angezogen sein und Druckstellen hinterlassen, so ist dies in der Regel kein größeres Problem. Entweder man lockert ihn etwas oder wenn man ihn weiterhin fest braucht (z.B. in der Nacht), so kann man den Gurt am Rücken und an der Seite einfach ein wenig nach oben oder unten verschieben, dass er an einer anderen Hautstelle aufliegt.

Was noch für eine Stomaversorgung wichtig ist, ist natürlich ganz banal ein Müllbeutel, wobei sich ein Mittelgroßer empfiehlt. Zu kleine Müllbeutel haben zwar das nötige Füllungsvolumen, jedoch haben sie auch eine kleinere Öffnung, und da Stoma nur selten still sind und immer ihren Senf dazugeben wollen, kann es oft vorkommen, dass etwas herauströpfelt während man den Beutel wechselt. Bei kleinen Beuteln kommt das einem Zielschießen nahe, doch bei etwas weiteren Beuteln ist dies kein Problem und der eine oder andere Tropfen fällt direkt in den Müllbeutel der unterhalb vom Stoma platziert ist (z.B. im Waschbecken).

Ein Produkt, das meist zu wenig Wert geschätzt wird sind zudem Fließkompressen. Wer schon mal Toilettenpapier benutzt hat erkennt schnell, dass dieses in einzelne Lagen zerfällt oder reißt und Teile davon am Stoma kleben bleiben. Diese müssen wieder mühevoll entfernt werden. Wesentlich vorteilhafter sind dabei Fließkompressen, denn sie haben diese Eigenschaft nicht und sind noch dazu sehr weich und wesentlich hautfreundlicher als Toilettenpapier, Taschentücher oder andere Alternativen. Um den Hautschutz nicht nur von Seiten der Kompressen zu optimieren sei auch noch auf ein tolles Produkt hingewiesen, das insbesondere Personen zu schätzen wissen, die mit Hautirritationen zu kämpfen haben. Von diversen Firmen gibt es Adhesive Remover, oder auch Pflasterentfernersprays genannt. Wenn diese auf die Klebeplatte des Beutels oder an den Hautschutzring gesprüht werden fällt die Versorgung nahezu von selbst ab und die Rötung und Hautreizung ist deutlich weniger als wenn man die Versorgung mit viel Zug entfernen muss. Sollte es trotz einer optimalen Stomaversorgung zu undichten Stellen kommen, die Haut gereizt sein, oder auch mal offen sein, so gibt es die Möglichkeit einen Hautschutz aufzutragen. Diesen gibt es auch in vorgefertigten Lolly-artigen Stäbchen, mit denen eine Auftragung auf die Haut kinderleicht gelingt.

Zugegebenermaßen muss man sagen, dass dieses Kapitel eines der komplexesten als auch informativsten ist. Es werden viele Produkte und viele Methoden gezeigt wie eine Versorgung möglich ist. Zusammenfassend will ich nochmal kurz und prägnant die von mir empfohlene Stomaversorgung auflisten, und warum ich denke, dass dies die beste Wahl für die meisten Patienten sein kann. Aber es gilt zu beachten: Ausnahmen bestätigen die Regel! Stomaversorgung ist eine sehr individuelle Angelegenheit und letzten Endes wird der Patient bestimmen welche Versorgung am besten zu seinem Leben passt, deshalb hier meine Empfehlung:

Must Have:
- einteiliges Beutelsystem zur Vermeidung von Diskonnektion mit der Basisplatte
- Hautschutzring für bessere Haftung der Versorgung und Hautschutz
- Abdichtpaste um kleine Furchen perfekt abzudichten
- Stomagurt garantiert festen Halt und verlängert Beutel- Wechselintervalle
- Fließkompressen -> Hautfreundlichkeit

Empfehlenswert:
- Pflasterentfernerspray
- Ggf. Hautschutz (z.B. Cavilon Lolly) nach Bedarf

Als Take Home Message dieses Kapitels sollte man beherzigen, dass die Stomaversorgung eine sehr individuelle Sache ist und es verschiedene Philosophien dazu gibt. Man sollte sich bewusst sein, dass ein Hautschutzring eine starke Waffe im Kampf gegen Hautirritationen und ungewollte Ablösungen sein kann und dass der Stomagurt nicht nur ein Ablösen gut vorbeugen kann, sondern auch die notwendigen Wechselintervalle hinauszögert und somit für mehr Unabhängigkeit sorgt!

Abschließend gilt es noch zu verinnerlichen, dass eine optimale Stomaversorgung auch mit Beuteln, etc. möglich ist, die nicht passgenau ausgeschnitten sind. Dies wird mit Sicherheit in keinem Lehrbuch gelehrt, denn die meisten die diese Bücher schreiben hatten nie selbst ein Stoma, konnten diese Erfahrung nie machen, reden nur von theoretischem Wissen und geben letzten Endes nur das weiter, was sie nicht selbst erfahren, sondern sich selbst angelesen haben oder Ihnen erzählt wurde. Die Realität schreibt jedoch die besten Geschichten, und diese Geschichte erzählt, dass mit einer optimal aufeinander abgestimmten Strategie, wie hier zum Beispiel die Kombination aus Hautschutzring, Paste und Beutel eine tadellose, stets dichte und hautfreundliche Versorgung möglich ist. Stomaversorgung ist kein Kochrezept, das blind nachgekocht werden muss. Stomaversorgung ist die Kunst sich aus allen Produkten die besten Eigenschaften heraus zu suchen und für sich nutzbar zu machen! Wenn das gelingt ist nicht nur eine Versorgungs abseits der Lehrmeinung möglich, sondern in der Realität sogar eine Verbesserung die selbst die theoretischen Erwartungen übertreffen kann.

Kapitel 4: Subileus

Machen wir uns nichts vor. Ein Stoma zu haben ist sicherlich kein Lebenstraum der meisten Menschen auf dieser Welt, doch kann ein Stoma eben auch Leben retten. Andere wiederum sind sogar glücklich über ihr Stoma. Patienten mit chronisch entzündlichen Darmerkrankungen zum Beispiel gewinnen teilweise massiv an Lebensqualität durch ihr Stoma. Sie müssen nicht befürchten, dass der Durchfall unvorhergesehen kommt und sie böse überrascht, da das Stoma genug Spielraum bietet und das auffängt, was sonst in die Hose gegangen wäre. Für normale Menschen ist es kaum vorstellbar wie außergewöhnlich aber auch normal ein Leben mit Stoma sein kann. Zugegebenermaßen der Großteil aller Leute merkt es nicht mal, wenn jemand ein Stoma hat, da dieses unter der Kleidung kaum auffällt und ein normales Leben damit möglich ist. Doch so lebensrettend, schön oder entlastend ein Stoma auch sein kann, so kann es auch eine schmerzhafte Erfahrung mit sich bringen. Dabei spreche ich von einem Subileus oder u.a. auch Stomablockade genannt. Ileus ist der medizinische Fachausdruck für den im Volksmund gebräuchlichen Begriff „Darmverschluss", wobei Subileus vielmehr einen nicht vollständigen Darmverschluss bezeichnet, sondern zumeist eher einen funktionell bedingten Darmverschluss. Doch wie merkt man, wenn man einen richtigen Subileus hat? Glauben Sie mir, diese Frage erübrigt sich spätestens dann, wenn sie mal einen hatten. Ein stechender ziehender kolikartiger Schmerz erfüllt den Bauch. Man spürt wie sich alles zusammenzieht und sich doch nichts wirklich bewegt. Zudem kann Übelkeit und Erbrechen das ganze begleiten. Je nach schwere der Darmblockade bzw. des Subileus kann man bei leichter Symptomatik dies gut und gerne zu Hause aussitzen und hoffen, dass es wieder wird. Zumeist ist jedoch ein zumindest kürzerer Aufenthalt im Krankenhaus notwendig und nur selten bedarf es wirklich einer Operation. Doch wie entsteht ein Subileus eigentlich? Nun ja, die Ursachen sind vielfältig, doch eine der häufigsten ist u.a. eine gestörte Passage des Nahrungsbreis. Stellen Sie sich vor, sie haben ein Ileostoma, viel zu viel stopfende langfasrige Speisen gegessen und blöderweise viel zu wenig getrunken. Dann kann es u.a. passieren, dass sich ähnlich wie im Abfluss des Waschbeckens oder der Dusche eine Verstopfung bildet. Zumeist passiert dies bei langfasrigem Gemüse in Kombination mit wenig Trinkemenge, usw. Schließlich bildet sich ein „Knödel" aus Nahrungsbrei, der nicht ausreichend weiter transportiert werden kann, da er etwa zu fest ist. Dies kann entweder im Darm selbst oder auch kurz vor dem Stomaausgang passieren, da der Durchtritt durch die Bauchdecke zumeist etwas enger ist. Doch was macht der Körper, wenn der Fall eingetreten

44

ist und ein Subileus vorliegt? Er versucht zu schieben. Der Darm zieht sich zusammen und versucht mit aller Kraft dieses verstopfende Etwas weiter zu drücken bis es schließlich draußen ist, das sind die kolikartigen Schmerzen, die man dabei spürt. Diese können durchaus so stark sein, dass man sich regelrecht vor Schmerzen windet. Meist gelingt dies alleine jedoch nicht, weshalb der Körper zusätzlich viel Wasser in den Darm ziehen lässt, um diesen fest gestopften Nahrungsbrei aufzuweichen. Insbesondere wenn man ein Ileostoma hat kann man auch bemerken, dass trotz eines Subileus relativ klare Flüssigkeit aus dem Stoma rausläuft, wobei darin nur wenig fester Nahrungsbrei dabei ist. Das passiert, wenn dieses Wasser an dem festen Nahrungsknödel vorbeiläuft und schließlich im Beutel landet. Durch diese starke Sekretion von Wasser in den Darm sowie der Schmerzen kann es zudem auch zu Übelkeit, Erbrechen oder auch Kreislaufbeschwerden kommen.

Eine ärztliche Behandlung - meist im Rahmen eines kurzen stationären Aufenthaltes - ist ab diesem Zeitpunkt nahezu unumgänglich und empfehlenswert. Die Therapie richtet sich vor allem nach den Symptomen. Über Infusionen bekommt man meist Flüssigkeit, da man kaum was runterbringt und der Kreislauf um jeden Tropfen Flüssigkeit dankbar ist. Zudem erhält man je nach Symptomatik Medikamente gegen Übelkeit sowie Schmerzmittel nach Bedarf.

Früher oder später geht es dann meist schnell, Irgendwann merken die Ileostomaträger, dass ein Klumpen aus ihrem Stoma herausgekommen ist, der zäh-breiig ist und der die Ursache für ihr ganzes Leid war. Sollte sich kein klumpenartiges Gebilde auf einmal in den Stomabeutel verabschieden, kann man auch merken, dass sich der „Nahrungsknödel" zunehmend aufweicht und Brocken für Brocken mit dem vielen Wasser raustransportiert wird. Die Symptomatik lässt dann meist langsamer und schleichend nach. Insgesamt ist die Subileus-Symptomatik zwar sehr schmerzhaft, durch die Übelkeit sehr grauenvoll, jedoch so gut wie nie lebensbedrohlich. Medizinische Hilfe kann in dieser Situation jedoch von großem Nutzen sein. Sollte man davon häufiger betroffen sein, so empfiehlt sich auf ausreichende Trinkmenge zu achten und die Auswahl seiner Nahrungsmittel entsprechend anzupassen. Dies bedeutet insbesondere langfasrige stopfende Lebensmittel zu vermeiden. Doch darüber gibt es mehr in einem anderen Kapitel zu erfahren.

Kapitel 5: Stomakomplikationen

Was sind Stomakomplikationen und wer ist davon betroffen? Nun ja, diese Frage ist einerseits leicht zu beantworten, andererseits jedoch umso schwerer, da es kaum vorherzusagen ist, wer davon überhaupt betroffen sein wird.

Wie bei den meisten medizinischen Eingriffen gibt es Nutzen und Risiken, die streng gegeneinander aufgewogen werden. So ist dies auch beim Stoma. Abgesehen vom generellen OP Risiko, den damit möglicherweise verbundenen Wundheilungsstörungen und allgemeinen OP Komplikationen gibt es - was das Stoma angeht - noch einige nennenswerte Komplikationen, die im Laufe der Jahre auftreten können.

Dazu zählen etwa eine peristomale Hernie.

Was klingt wie ein unlesbares Wortgebilde ist einfach erklärt. Im Laufe der Zeit kann es durch eine Schwäche in der Bauchwand zu einer Erweiterung kommen, bei dem dann nicht nur die eine einzige Darmschlinge durch die Bauchwand tritt, die rausschauen soll, sondern sich weitere Teile des Darmes hier durchdrängen und einfach gesagt irgendwo zwischen Bauchwand und Haut zum liegen kommen. Dies kann etwa eine von außen sichtbare Beule am Bauch hervorrufen oder im schlimmsten Fall auch zu einer Einklemmung des Darmes mit konsekutivem Darmverschluss führen. Oftmals ist – insbesondere bei korpulenteren Personen –

zwar eine peristomale Hernie vorliegend, aber völlig asymptomatisch, sodass die Person dies gar nicht merkt und erst als Zufallsbefund ans Tageslicht kommt.

Als weitere Stomakomplikation sei noch der Prolaps erwähnt. Dabei schiebt sich der Darm vermehrt nach außen, sodass der Teil, der sichtbar ist größer wird. Per se macht dies nicht zwangsläufig Probleme, kann aber die optimale Stomaversorgung deutlich erschweren. Zumeist kann man den Darm relativ einfach wieder nach innen schieben und nur in den seltensten Fällen ist ein operatives Eingreifen erforderlich!

Eine weitere Komplikation, die noch angesprochen werden sollte ist die sogenannte Retraktion. Bei der Retraktion kommt es zu einem Hineinziehen des Darmes. Dies ist per se zwar erstmal kein Problem für die Passage, jedoch kann dies zu einigen Schwierigkeiten führen, welche hauptsächlich die Stomaversorgung betreffen, denn wenn das Stoma unter dem Hautniveau liegt, ist es wesentlich schwieriger die Beutel, etc. so zu kleben, dass bei der Passage auch wirklich kein reizender Nahrungsbrei auf die Haut kommt. Bei relevanten Problemen im Rahmen einer andauernden Retraktion muss unter anderem die Möglichkeit einer Neuanlage in Betracht gezogen werden. In diesen speziellen Fällen bedarf es einer Abwägung des Nutzens und des Risikos einer neuerlichen Operation.

In diesem Kapitel sollen lediglich nur kurz ein paar wesentliche, insbesondere eher chirurgisch relevante Stomakomplikationen angesprochen werden. Andere, nennen wir es mal Alltagskomplikationen wie der Supergau, werden getrennt besprochen. Glücklicherweise sind diese chirurgisch relevanten Komplikationen nur selten von einer klinischen Relevanz, weshalb ich dieses Kapitel auch kurz halten werde und lediglich als Hintergrundinformation erwähnen wollte.

Kapitel 6: Geheimnis Stoma? Wem sage ich was?

Es war ein sonniger Morgen als Magdalena ihre neue Arbeit in einem Büro einer größeren Firma begann. Das Vorstellungsgespräch war schon wieder einige Wochen her und hat damals auch nicht lange gedauert, deshalb musste sich Magdalena erst mal zurechtfinden. Nach einem kurzen Briefing durch ihre Vorgesetzte wurde sie auch schon in ihr Büro geschickt, wo ihre neue Kollegin bereits auf sie wartete. Julia, die neue berufliche Wegbegleiterin von Magdalena begrüßte sie herzlich in ihrem gemeinsamen Büro und lächelte sie an. Magdalena setzte sich schließlich an ihren Schreibtisch und startete ihren Computer. In der Zwischenzeit unterhielt sie sich ein wenig mit Julia über ihre Vergangenheit und die beiden tauschten sich aus. Julia erzählte von ihren bisherigen Tätigkeiten, von ihrer Familie und ihren beiden Jungs, die sie hatte. Voller Stolz erzählte Julia wie klug und umsichtig die beiden Racker sind und welch handwerkliches Geschick die beiden schon hatten. Sie bauten anfangs Sandburgen und eines Tages kamen sie mit Hammer und Nagel an um Mama ihr neuestes Kunstwerk aus zusammengenagelten Ästen zu zeigen. Julia musste direkt schmunzeln und den Kopf schütteln, als sie an die alten Zeiten zurückdachte. Magdalena begann ebenso aus ihrem Leben zu erzählen. Sie erzählte von den unzähligen Ländern, die sie schon gesehen hatte und den Stränden an denen sie schon gelegen war. Im Gegensatz zu Magdalena hatte Julia ja bereits zwei Kinder, was es für sie schwieriger macht viel herum zu reisen, deshalb war Julia auch ein wenig neidisch auf die tollen Geschichten, die Magdalena erzählte.

Magdalena erzählte zudem nicht nur von der Reise nach Rom, den antiken Bauwerken und den vielen Kirchen, sondern schwärmte auch von den saftig süßen Früchten die sie in fernen Ländern probieren durfte. Magdalena erzählte vieles aus ihrer Vergangenheit, von Beziehungen, die sie in der Vergangenheit hatte bis hin zu manch peinlichen Momenten. Doch eines lies Magdalena außen vor. War es weil sie sich schämte, oder es ihr unangenehm war? Oder war es weil sie nicht wusste, wie sie es ansprechen sollte?

Nur wenige aus Magdalenas engen Freundes- und Familienkreis wissen, dass Magdalena an Colitis ulcerosa erkrankt war und im Rahmen eines stärkeren Schubes der Dickdarm entfernt werden musste. Magdalena selbst hat seither ein Ileostoma, mit dem sie eigentlich ganz gut klar kommt. Das Stoma hat ihr Lebensqualität gegeben, sie kann im Alltag unbesorgter Leben und muss nicht befürchten, dass etwas in die Hose gehen könnte, weil sie den Weg zur nächsten Toilette nicht schafft. Für Magdalena war dieser Schritt mit Sicherheit kein schlechter, doch macht sie sich doch große Gedanken wie sie sich anderen gegenüber verhalten solle und sie weiß zudem nicht, wie sie es ansprechen sollte. Auch wenn sie es sich selbst nicht gerne eingesteht, so wussten ihre besten Freundinnen genau, dass sich Magdalena für ihr Stoma etwas schämt – zumindest so lange bis die Leute davon wissen und es gut akzeptieren können. Magdalena fühlt sich dadurch eben auch anders und sie hat Angst, dass andere Leute um sie herum dies nicht so akzeptieren können wie sie es sich gerne wünscht und erhofft. Eines Tages jedoch – Magdalena arbeitete mittlerweile schon viele Wochen in der neuen Firma – passierte jedoch etwas, womit sie in der Situation nicht gerechnet hatte. Nach dem Mittagessen kehrte Magdalena wieder in ihr Büro zurück und setzte sich an ihren Computer. Julia war ebenfalls in eine Abrechnung diverser Lieferscheine vertieft und sortierte einige Dokumente auf ihrem Schreibtisch. Doch dann geschah das, was Magdalena stets befürchtet hatte. Ihr Darm begann das Mittagessen zu verdauen und arbeitete rege vor sich hin. So kam es auch dazu, dass sich ihr Ileostoma zu Wort meldete und im Büro einen pupsähnlichen Laut von sich gab. Magdalena lief angesichts der doch nicht zu verachtenden Lautstärke umgehend rot an und Julia hob etwas verdutzt ihren Kopf. Sie schaute zu Magdalena rüber und fragte, ob sie das war. Magdalena drehte den Kopf langsam zu Julia und meine lediglich es gebe da etwas worüber sie noch sprechen müssten. So kam es auch dass Magdalena ihr Geheimnis lüftete und Julia von ihrer Erkrankung und von dem Ileostoma erzählte. Julia war sichtlich erstaunt, denn in all den Wochen war es ihr nicht aufgefallen, dass Magdalena ein Geheimnis unter ihrem Shirt trug. Sie verbrachten Tag für Tag zusammen und mittlerweile entwickelte sich auch schon eine Freundschaft außerhalb der Arbeit, doch damit hätte Julia nicht gerechnet. Woher denn auch, denn wenn man es nicht wusste, gab es keine offensichtlichen Anzeichen dafür, dass Magdalena ein Ileostoma hat.

Doch wem sage ich nun was?

So wie Magdalena geht es wohl vielen Stomaträgern. Plötzlich hängt da ein Beutel am Bauch, der in gewissermaßen ein unkontrollierbares Eigenleben hat und sich oft in jenen Momenten zu Wort meldet, in denen man es am wenigsten gebrauchen kann. Ein Stoma ist aus medizinischer Sicht nichts Besonderes und durchaus etwas, was häufiger vorkommt, doch das Stoma gehört zu einem Bereich, der in der Gesellschaft zu einem Tabuthema gehört und über das nur selten gesprochen wird.
Haben Sie schon mal mit ihren Freunden abends bei einem Cocktail über ihre Stuhlgewohnheiten gesprochen oder wie die letzte Stuhlkonsistenz war? Wohl kaum! Und genau das ist das Problem des Stomaträgers. Wie wir auf die Toilette gehen,

welche Gewohnheiten wir dabei haben, welche Farbe oder Konsistenz der Stuhl aufweist sind Dinge, die in unserer Gesellschaft ein Tabu sind. Niemand redet darüber und doch betrifft es alle, denn auch der Papst oder hochrangige Präsidenten verrichten ihr wichtigstes Geschäft auf der Toilette.

Der Unterschied eines Stomaträgers ist es, dass er den Ausleervorgang zwar ebenfalls auf der Toilette macht, das ganze Prozedere davor aber stetig und über einen längeren Zeitraum passiert, denn der Beutel füllt sich Stück für Stück. Ob man gerade beim Essen sitzt, arbeitet oder einen Film schaut, das ist dem Darm und dem Stoma relativ egal. Manchmal macht das Stoma eben dabei auch Geräusche, und das ist der Punkt wo andere Menschen dann auch darauf aufmerksam werden. Nun stellt sich die Frage es entweder zu verheimlichen und zu überspielen oder es offen und klar anzusprechen?

Die Antwort ist eigentlich ganz leicht! Im Besten Fall nehmen Sie all ihren Mut und sprechen die Situation offen an, denn sonst müssen sie es wohl ihr Leben lang verheimlichen und es immer und immer wieder überspielen und vortäuschen, dass etwas anderes das Geräusch ausgelöst hätte.

Man mag es kaum glauben, doch wenn man offen mit dem Thema umgeht und anderen Freunden etc erklärt wie es dazu gekommen ist, was die Ursache ist und wie es einem selbst damit geht, dann stößt man häufig auf positive Resonanz und nur sehr selten auf Abstoßung und Ekel. Vor allem hat es den Vorteil, dass dies in Zukunft ein wesentlich geringeres Problem ist, wenn sich das Stoma wiedermal zu Wort melden sollte, denn Freunde, Kollegen, etc. wissen ja woher der Laut kommt und tun dies meist dann als Lappalie ab.

Zusammenfassend gilt es zu sagen: Beim ersten Treffen mag es vielleicht nicht unbedingt der beste Zeitpunkt sein sich als Stomaträger zu outen, doch wenn man jemanden schon ein wenig kennt, so ist es durchaus ratsam mit offenen Karten zu spielen, wenn es mal zu unliebsamen Geräuschen kommt.

Kapitel 7: Schlafen mit Stoma

Das Leben mit Stoma ist eigentlich ganz einfach, doch gibt es Fragen, die wohl in kaum einem Lehrbuch stehen. In Lehrbüchern wird erzählt was ein Stoma ist, auf was es bei der Versorgung ankommt, welche Arten der Versorgung es gibt und auf welche Nahrungsmittel man Acht geben solle.

Alles recht und schön, doch mit der Zeit kommen Fragen auf, die selbst in den besten Stomabüchern kaum nachzulesen sind. Hierzu zählt unter anderem das Kapitel „Schlafen". Ich kann mich gut daran erinnern als eine Stomaschwester gefragt wurde ob man mit einem Stoma auf den Bauch schlafen kann, und wie soll es auch anders sein konnte sie die Frage nicht sicher beantworten. Woher auch?

Dies ist schließlich nichts, was Hauptthema in einer Stomaambulanz ist. Es wird weder besprochen was man während dem Schlafen machen muss, noch in welcher Position man schlafen soll. Kann ein Stomaträger nur auf dem Rücken schlafen? Darf er auch auf der Seite Schlafen, und wenn ja auf welcher Seite? Soll das Stoma dabei oben oder unten liegen und die Frage aller Fragen: Kann man mit einem Stoma auch auf dem Bauch schlafen?

Nun, ich will Sie nicht länger auf die Folter spannen, die Antwort ist JA, Ja und wieder Ja!

Ja man kann mit einem Stoma auf der Seite schlafen, dabei ist es sogar egal ob das Stoma oben oder unten ist.

Ja, man kann sogar auf dem Bauch schlafen und Ja, es kann problematisch sein.

Doch schauen wir uns die Sache etwas genauer an. Es versteht sich wohl von selbst, dass das Schlafen in Rückenlage kein Problem ist. Doch auch in Seitenlage ist dies kein Problem, da der Bauch auch hier regelrecht verdaut und das Stoma, bzw. der Beutel genug Platz hat sich zu entfalten. Doch was ist mit den Bauchschläfern unter den Stomaträgern. Diese haben es etwas schwieriger. Prinzipiell ist das Schlafen auf dem Bauch unproblematisch, jedoch kann dies von Person zu Person variieren. Sollte es sich um ein größeres Stoma handeln ist in der Regel auch die Fläche größer mit der der Körper auf dem Stoma drauf liegt und es „platt" drückt. Doch angesichts der ja nicht brettharten Matratze ist dies meist kein Problem. Es gilt prinzipiell die Faustregel, wenn ein Stomaträger auf dem Bauch liegt beim Schlafen und keine Schmerzen oder andere Beschwerden hat und das Stoma auch normal aussieht nachdem man sich mal umdreht, dann ist das Liegen auf dem Bauch in der Regel auch kein Problem!

Doch was hat es mit dem dritten JA auf sich? Nun die Antwort ist recht logisch wenn man bedenkt, dass ein Stoma seinen eigenen Kopf hat. Angenommen ein Stomaträger schläft gerne auf dem Bauch, so ist das per se auch kein Problem.

Im Schlaf kommt der Körper aber gut zur Ruhe, was bedeutet, dass viel Zeit da ist um Essen zu verdauen. So kommt es vor, dass während man schläft sich der Stomabeutel Schritt für Schritt füllt. Das problematische an der ganzen Sache ist, dass man durch das Schlafen nicht wirklich merkt, wann dieser voll ist und geleert werden muss. Meistens merkt man es jedoch trotzdem, weil sich der Beutel durch die Füllung und Luft darin aufbläst und man trotz Bauchlage schief liegt und mit zunehmender Füllung der Beutel in den Bauch drückt. Oft wird man dann in der Nacht wach und muss auf die Toilette gehen um den Beutel zu entleeren. Doch muss man auch bedenken, dass es hierbei auch zum „Supergau" kommen kann. Ich habe schon mal erwähnt, dass die Beutel an sich recht robust sind und kaum platzen. Vielmehr versuchen sie sich dann von der Haut zu lösen um darüber Druck abzulassen. Obwohl es bei einem Prall gefüllten Beutel niemals eine Garantie geben kann so kann die richtige Stomaversorgung einen massiven Beitrag dazu leisten dies zu verhindern. Hier lege ich insbesondere Wert auf den Hautschutzring und dessen gute Hafteigenschaft sowie einen wirklich fest gezurrten Stomagurt. Dieser darf der Haut wirklich eng anliegen, wenn nicht sogar diese leicht eindrücken um einen wirklich guten Halt zu vermitteln. Doch was kann man machen um das nächtliche Ablösen eines zu vollen Beutels von Vornherein zu verhindern? Nun ja, zur Gänze lässt es sich nie verhindern, dass der

Darm, insbesondere der Dünndarm in der Nacht fleißig ist, während man selbst schläft. Doch es gilt zu wissen, dass die Zeit, die die Nahrung vom Mund in den Dickdarm braucht ungefähr 90 Minuten bis zwei Stunden beträgt. Wenn man also etwa 3 Stunden vor dem Schlafen gehen nichts mehr isst und der Darm vor dem Schlafen gehen auch die Ruhe gehabt hat um zu verdauen, so ist nicht zu erwarten, dass noch recht viel kommen wird. Wenn man zudem vor dem Schlafengehen den Beutel immer ausleert, dann ist man für eine ruhige Nacht gewappnet und man kann die meisten Nächte problemlos durchschlafen!

Kapitel 8: Ernährung

Herr Gruber – wir erinnern uns noch, der Patient mit dem durchgebrochenen Darm – schlenderte eines Nachmittages durch die Fußgängerzone seiner Heimatstadt. Er ging an diversen Schaufenstern vorbei und blieb sogar vor einem stehen. Er schaute gespannt auf die vielen Züge und Wagons des Modelleisenbahnladens und erinnerte sich an seine Kindheit zurück. Damals hatte Herr Gruber auch so eine Eisenbahn, doch dies war schon wieder einige Jahrzehnte her.
Als sein Blick schließlich von einer Lock zur nächsten sprang stieg ihm ein Geruch in die Nase, den er so nicht erwartet hatte. Es war aber nicht wie man befürchten könnte sein Stoma, welches undicht geworden war, sondern der nette Gastgarten eines nahegelegenen Wirtshauses, in dem der Chefkoch gerade die Grillzange schwang und wo saftige Steaks über den heißen Holzkohlen vor sich hin schmorten. Herrn Gruber lief das Wasser im Munde zusammen und er bekam richtig Appetit auf etwas Deftiges. Er setzte seinen Spaziergang fort und blieb vor dem Eingang des Gastgartens stehen. Ein runder eiserner Bogen zierte den

Eingang und in der ferne konnte man das Fleisch und die anderen Köstlichkeiten brutzeln hören. Von dem Brutzeln und dem verführerischen Duft angetan, entschloss sich Herr Gruber schließlich einzutreten. Eine Kellnerin kam auf ihn zu und wies ihm einen Platz ganz in der Nähe des Grills zu. Diesen Tag sollte man genießen, beschloss Herr Gruber, weshalb er sich auch ein kleines Bier bestellte. Zugegebenermaßen wusste er zwar nicht, ob er ein Bier trinken dürfe mit seinem Stoma, noch wusste er ob er sich überhaupt an den köstlichen Grillspezialitäten erfreuen durfte. Man muss zugeben, dass er sich in den Monaten, in denen er das Stoma jetzt hatte viel zu wenig mit Ernährung auseinandergesetzt hatte. Herr Gruber war an sich ein recht indolenter Typ, doch wenn man ihn genau danach fragen würde, so gab er schon an hin und wieder ein paar Verdauungsbeschwerden zu haben. Nichts desto trotz – auch wenn er nicht wusste ob er das überhaupt machen solle – konnte er der Versuchung der anmutend duftenden Röstaromen des Fleisches nicht widerstehen. Er entschied sich für das Grillbuffet und stand nach ein paar Schlucken seines kühlen Bieres auf, um sich etwas zu holen. Er ging zum Grillmeister und ließ sich eines der saftig anmutenden

Steaks mit dieser herrlichen Kruste geben. Der Grillmeister überreichte ihm den Teller und meinte lediglich, dass dies eine gute Wahl sei – medium, genau auf den Punkt gebraten! Anschließend ging Herr Gruber ein paar Tische weiter und bediente sich noch am Salatbuffet, den rauchigen hausgemachten Saucen und den anderen Gebäckleckereien, die im heutigen Angebot waren.

Der Duft hatte nicht zu viel versprochen. Sowohl das Steak, die hausgemachten Saucen als auch die verschiedenen Salate die Herr Gruber auf seinem Teller hatte waren sehr geschmacksintensiv und lecker. Bei keinem einzigen Bissen bereute er diesen Abstecher gewagt zu haben. Doch die Frage, die sich stellt ist, ob dies im Nachhinein wirklich die richtige Entscheidung für ihn gewesen sei. Darf man mit einem Stoma alles essen? Sind Salate die beste Wahl was Essen für Stomaträger angeht und ist es OK sich auch mal ein Bierchen zu gönnen? Diese Frage gilt es zu klären, und sie ist prinzipiell einfacher zu beantworten als man denkt!

Gibt es bei Ernährung überhaupt einen Unterschied zwischen Ileostoma und Colostoma?

Ja den gibt es. Bei einem Ileostoma ist der Dickdarmteil umgangen, sei es weil der

Dünndarm vorher bereits ausgeleitet wurde, oder weil der Dickdarm sogar gänzlich entfernt wurde. Wie wir wissen kommt es deshalb vor, dass Ileostomaträger mehr Flüssigkeit verlieren als es bei einem Colostoma der Fall wäre. Deshalb spielt eine ausreichende Trinkmenge insbesondere bei Ileostomaträgern eine größere Rolle als bei Personen, die ein Colostoma haben. Abgesehen von den Trinkgewohnheiten gilt es anzumerken, dass es Speisen gibt, die blähenden Einfluss haben - z.B. Bohnen, aber auch Speisen, die Blockaden im Darm begünstigen wie langfasrige Gemüsesorten, etc.

Auf alle Dinge einzugehen, die ein Stomaträger jetzt essen und trinken darf würde viel zu weit gehen, denn alleine über dieses Thema könnte man dutzende Bücher füllen. Hierbei sei auch bewusst auf diverse Bücher über Ernährung bei Stoma, bzw. im Speziellen auch Kochbücher für Stomaträger verwiesen. Zugegebenermaßen wenn man so manche Ernährungsratgeber durchliest, entsteht der Eindruck mit einem Stoma darf man gar nichts mehr essen und am Besten nur stilles Wasser trinken. Doch worum geht es eigentlich bei Ernährung bei Stomaträgern. Die Einschränkungen von gewissen Nahrungsmitteln beruhen ja vor allem darauf mögliche Komplikationen oder Nebenwirkungen vorzubeugen. Die Empfehlung gewisse Dinge nicht zu essen beruht ja darauf um mögliche Blähungen oder auch Darmblockaden zu verhindern. Sinn der Ernährung bei Stomaträgern ist es ja nicht den Personen möglichst viel zu verbieten, sondern auf möglichst viele Fallstricke hinzuweisen und viele Probleme zu vermeiden. Doch wenn man all diese Dinge vermeiden würde, würde das sicherlich auch zu einer Einschränkung der Lebensqualität führen. Nicht ungern sitzen so manche Männer gern an lauen Sommerabenden im Gastgarten zusammen und trinken genüsslich ein kühles Bier, während die letzten Sonnenstrahlen eine angenehme Wärme auf der Haut hinterlassen. Für viele mag dies Zufriedenheit bedeuten. Viele würden das sogar als Glück und ein erfüllendes Leben beschreiben, wenn sie die Möglichkeit haben in netter Gesellschaft beisammen zu sitzen und mit Freunden ein Bierchen zu trinken. Doch soll dies nun für Stomaträger anders sein.

Mein persönlicher Rat für alle Stomaträger ist eigentlich ganz einfach und schnell auf den Punkt gebracht.

Ernährungsratgeber, Kochbücher und diverse Berichte haben mit Sicherheit einen großen Stellenwert in der Ernährung von Stomaträgern. Sie bieten einen guten Input und viele Ideen, wie man seine Ernährung verbessern kann, welche Dinge man ausprobieren kann, und welche eigenen Verdauungsprobleme möglicherweise auf ganz banale einfache Art lösbar sind, wenn man sich nur ein wenig anders ernährt. All diese Bücher und Ratgeber bieten viele Ideen, die man getrost ausprobieren kann und auch sollte.

Meine persönliche Empfehlung ist sich auch was zu gönnen. Das Leben sollte nicht nur aus jahrzehntelangem Verzicht bestehen. Es sollte aus Momenten bestehen für die man lebt, aus Gefühlen die einen Berühren und auch aus Genugtuung das genießen zu können, was einem schmeckt! Deshalb rate ich, wenn mal als Stomaträger Lust auf etwas Bestimmtes hat, Lust dies oder das zu essen, dann sollte man es auch tun und es probieren. Merkt man, dass man gewisse Sachen nicht verträgt sollte man sie prinzipiell eher vermeiden.

Heißt das, dass man zum Beispiel keinen Bohneneintopf essen darf, wenn man bisher immer mit Blähungen danach zu kämpfen hatte? Keineswegs! Wenn man gehörigen

Appetit darauf hat, so kann man dies durchaus machen, jedoch sollte man sich auch der Konsequenz bewusst sein, dass man hinterher wieder u.a. auch schmerzhafte Blähungen bekommen könnte.

Banal gesagt darf ein Stomaträger alles essen und trinken was ihm gut tut! Was Beschwerden bereitet sollte man eher vermeiden. Sich in regelmäßigen Abständen auch mal was zu gönnen ist nicht nur eine Empfehlung meinerseits, sondern meines Erachtens sogar eine Pflicht für ein erfüllendes und lebenswertes Leben!

Probieren Sie es aus und sie werden ihren eigenen Weg finden Ernährung zu ihrem eigenen und persönlichen Erlebnis zu machen!

Kapitel 9: Lebensqualität

Was bedeutet Lebensqualität? Lebensqualität ist ein an sich sehr dehnbarer Begriff und unterliegt einer massiven individuellen Schwankungsbreite. Dies liegt vor allem daran, dass jeder andere Prioritäten hat und jedem andere Dinge im Leben wichtig sind. Wo der einen Person die nächtlichen Partys wichtig sind, so legen andere wiederum einen großen Wert auf Ruhe und Entspannung. Doch was ist Stomaträgern wichtig im Hinblick auf ihr Stoma? Erstens bestimmt die Lebensqualität eines Stomaträgers mit Sicherheit seine Versorgung. Die Versorgung ist das A und O. Sollte es hier zu Schwachstellen kommen wird ein sorgloses unbeschwertes Leben kaum möglich sein. Ein Stomaträger legt dabei sehr großen Wert auf Dichtheit und Verlässlichkeit. Man will sich keine Gedanken machen ob die Versorgung noch dicht ist, ob der Beutel noch gut klebt, oder welche Bewegungen man machen darf, damit sich der Beutel nicht von der Haut löst. Die Versorgung muss das erfüllen was sie soll, nämlich den Stuhl sicher und verlässlich aufzufangen, ihn zu behalten und dort kleben zu bleiben, wo der Beutel hingehört. Welche Tipps und Tricks es bei der Stomaversorgung gibt um die Dichtheit und Sicherheit zu verbessern (z.B. Stomagurt, Hautschutzring, etc.) kann im Kapitel Stomaversorgung detaillierter nachgelesen werden.

Lebensqualität bedeutet aber auch diese optimale Versorgung nur möglichst wenig wahrzunehmen. Der Beutel soll ein Begleiter im Leben sein, den man nicht bewusst wahrnimmt. Nur so ist es möglich die Aufmerksamkeit davon abzulenken und das Leben unbeschwert genießen zu können, ohne dass sich alles um das Anhängsel am Bauch dreht! Glücklicherweise sind die heutzutage verfügbaren Versorgungsprodukte sehr hautfreundlich, anschmiegend und blickdicht, was einen unbeschwerten Tragekomfort meist von alleine garantiert.

Die bereits angesprochenen Punkte Tragekomfort, Sicherheit und Dichtheit spielen insbesondere auch dann eine Rolle, wenn es um das Thema schlafen geht. Es gibt wohl kaum was unangenehmeres als um zwei Uhr morgens wach zu werden, weil sich die Versorgung abgelöst hat und man in seinem eigenen See aus - nennen wir es mal – verdauter Nahrung aufwacht. Verlässlichkeit und Dichtheit spielen für das Schlafen – insbesondere bei Bauchschläfern – eine große Rolle, und sind damit ohne irgendwelche Zweifel für eine gute Lebensqualität verantwortlich, denn wer würde auch leugnen, dass guter erholsamer Schlaf kein nennenswertes Kriterium ist?

Ein weiterer Punkt, warum die Versorgung so eine immens wichtige Rolle spielt ist die Häufigkeit des Wechselns. Zweifelsohne ist jeder Wechsel ein Zeitaufwand und zudem manchmal auch mühsam die neue Versorgung wieder so hin zu bekommen, dass sie tadellos sitzt. Was aber noch viel mühsamer ist, ist der Fall, wenn die Versorgung nur kurze Zeit hält und möglicherweise zwei oder auch dreimal am Tag zu wechseln ist. Der Grund für einen häufigen Wechsel kann auch sein, dass das Stoma an einer blöden Hautfalte liegt. Dies kann die Freiheit und die Flexibilität des Alltages stark einschränken, wenn man etwa auf Ausflügen schon planen muss, wo man in zwei Stunden die nächste Toilette findet um seine Versorgung zu wechseln. Unter optimalen Bedingungen kann man einen Beutel durchaus mal zwei, drei oder auch mehr Tage verwenden, wenn er gut sitzt. Dies ist ein großer Vorteil für die Lebensqualität, da man sich nicht ständig Gedanken machen muss, wann man wieder wechseln muss, sondern die Gewissheit da ist, dass der neue Beutel erstmal eine Weile halten wird und zumindest am heutigen Tag - vielleicht auch noch morgen - keine Probleme machen wird.

Doch mal abgesehen von all den Problemen und Umständen die ein Stoma mit sich bringen kann, so kann ein Stoma auch ein massiver Gewinn an Lebensqualität sein. Vor allem Patienten mit chronisch entzündlichen Darmerkrankungen profitieren hierbei am meisten, denn sie haben durch ihre Erkrankung oftmals zu befürchten, dass es im wahrsten Sinne des Wortes in die Hose gehen könnte. Zudem ist der Alltag dadurch geprägt sich ständig zu überlegen, wo die nächste

Toilette ist, wenn es mal schnell gehen muss. Mit einem Stoma erübrigen sich Probleme wie diese. Menschen, die an chronisch entzündlichen Darmerkrankungen leiden und starke Einschränkungen durch wiederkehrende Durchfälle haben schätzen ein Stoma meist sehr, denn es ermöglicht nicht nur eine andere Lebensqualität, sondern auch wieder die Flexibilität des Alltages zu leben. Sie können sich freier und unbeschwerter den Dingen widmen, die Ihnen Spaß machen, ohne jede Minute mit mühseligen Gedanken zu verbringen wo sich die nächste Toilette befindet. Dies bedeutet einen sehr großen Zugewinn an Lebensqualität!

Zugegebenermaßen gibt es diverse Gründe wie ein Stoma die Lebensqualität von Menschen beeinflussen kann, sei es nun im positiven oder negativen Aspekt. Vieles wird wesentlich umständlicher als ohne Stoma, während es für andere wiederum wesentlich einfacher wird. Dies spiegelt die Realität wieder und zeigt, dass Stomapatienten unterschiedlich sind und jeder individuell zu betrachten ist. Es gibt kein allgemeingültiges Kochrezept für Stomaträger, doch es gibt gute Überlegungen und Konzepte an die man sich halten kann um möglichst viel dabei herauszuholen. Es würde sicherlich zu weit führen über alle Aspekte der Lebensqualität zu reden, doch einen Punkt möchte ich bewusst noch ansprechen, der natürlich wieder einer sehr individuellen Schwankungsbreite unterliegt. Wie heißt es so schön „Kleider machen Leute", und dieser Spruch trifft auf Stomaträger meines Erachtens sogar mehr zu als es bei vielen anderen der Fall ist. Wieso dies so ist, ist leicht zu erkennen. Man stelle sich zwei Personen vor. Beide von Ihnen haben ein Stoma und wir wollen mal annehmen, dass es bei beiden gleich aussieht und beide die gleiche Versorgung haben. Doch von Beruf ist die eine Person Bademeister im städtischen Freibad und die andere Person ist ein Lagermitarbeiter in der örtlichen Kühlhalle. Bei wem glauben sie wird es eher zu Einschränkungen in der Lebensqualität kommen. Ich glaube die Antwort ist wohl offensichtlich. Während die meisten oder fast alle Kollegen des Kühlhallenmitarbeiters nicht mal merken werden, dass er ein Stoma hat, weil er Shirt, Pulli und dicke Jacke rund um die Uhr trägt, so schaut dies beim Bademeister im Freibad wohl ganz anders aus. In der Badehose am Schwimmbeckenrand zu stehen und oben ohne zu posieren und sich sonnen zu lassen ist zwar möglich, jedoch erfordert es sicherlich viel Mut, da das Stoma ungeahnte Aufmerksamkeit auf sich ziehen wird. Der Bademeister muss mit neugierigen, vielleicht sogar abwertenden oder angewiderten Blicken rechnen. Um dies zu umgehen wird er wohl meist ein Shirt tragen, welches möglicherweise aber doch noch die Kontur des Beutels durchblicken lässt, wenn dieser am Shirt Falten wirft. Die Möglichkeit sich hinter einem Pullover zu verstecken hat der

Bademeister hier kaum, da die Temperaturen im Sommer dies nicht zulassen.

Wie man gut an den Beispielen sieht hat ein Stoma durchaus auch Auswirkung welche Kleidung man tragen kann und will. Doch sollte man sich nicht einschränken lassen, denn es ist trotz allem vieles möglich. Man kann in Anzug eine Abendgala besuchen, im Kleid tanzen, oder in Tracht an einem Volksfest teilnehmen. Zumeist schafft man es ganz gut sein Stoma zu verstecken und dann gibt es keinen Grund für neugierige Blicke. Und man bedenke, neben normaler Alltagskleidung gibt es natürlich auch das passende Outfit für romantische Stunden am Abend - doch dieses Thema wird im Kapitel Sexualität angeschnitten.

Kapitel 10: Sport

Zugegebenermaßen ist das Thema Sport eine ganz eigene Sache. Wenn man von Sport redet kann man so viel meinen und so viele unterschiedliche Richtungen in Erwägung ziehen, sei es Motorsport, sei es Schwimmen, Leichtathletik oder doch nur banaler Ausdauersport auf dem Heimtrainer, wie ihn die meisten kennen. In diesem Kapitel wollen wir jedoch mehr Augenmerk auf den typischen Ausdauersport, als auch auf ein paar repräsentative Sportarten nehmen, die jeder kennt. Wie die meisten wohl nachvollziehen können, so ist Motorsport kein großes Problem für Stomaträger, da die körperliche Leistung und Anstrengung meistens deutlich niedriger ist, als dies bei anderen Sportarten der Fall ist. Ganz anders sieht es jedoch bei Sportarten aus, bei denen man wirklich auch an seine körperlichen Leistungsgrenzen geht.

Stomaträger sind prinzipiell in der Wahl ihrer Sportart frei. Ganz allgemein gilt zu sagen, dass nahezu jede Sportart möglich ist. Doch wieso „nahezu"? Wieso kann ein Stomaträger nicht alles machen was andere auch können? Nun ja, „Können" ist eine Sache, die „Sinnhaftigkeit" ist eine andere Sache. So ist es ziemlich offensichtlich und klar, dass Stomaträger gänzlich ungeeignet für Kampfsport sind, denn bei den Vorbestehenden Bauchproblemen gibt es sicherlich bessere Dinge als einen Hieb in die Flanke oder gar auf das Stoma selbst zu bekommen.

Abgesehen von diesen Sportarten bei denen möglicherweise Gewalteinwirkung auf den Bauch oder Ähnliches droht, gibt es sonst keine wesentlichen Einschränkungen für Stomaträger. Man kann Fußball spielen, Radfahren, Schwimmen oder sich auch für Leichtathletik begeistern. Alles kein Problem.

Doch warum wird dem Thema dann ein eigenes Kapitel gewidmet, wenn man in einem Satz sagen könnte, dass ein Stomaträger nahezu alles machen kann? Nun ja, es gibt da ein paar Dinge die doch klug sind im Hinterkopf zu behalten.

Bei Ausdauersport, insbesondere wenn dieser im Sommer oder in der prallen Sonne ausgeübt wird, sollte man als Stomaträger stets darauf achten ausreichend Flüssigkeit zu sich zu nehmen. Insbesondere Ileostomaträger, deren Wasserrückresorptionsfähigkeit durch Verlust des Dickdarmes von Haus aus beeinträchtigt ist, können hier eher von einer Austrocknung des Körpers betroffen sein als z.B. Colostomaträger oder Menschen, die schlicht und einfach ein normales Verdauungssystem haben. Wenn man ein wenig auf seinen Körper hört wird der Körper dies auch mitteilen indem er nach Wasser schreit und die Durstglocken im Gehirn alarmieren. Doch während eines wichtigen Fußballspieles, bei dem es möglicherweise auch noch um den Ligaaufstieg geht, kann dieses Gefühl schon mal im Rausch des Adrenalins in den Hintergrund rücken und das Durstgefühl verdrängt werden. Insbesondere an heißen Tagen kann dies auch mal zu kurzzeitigen Kreislaufbeschwerden führen. Um dem gut vorzubeugen gilt es bereits vor dem Sport ausreichend getrunken zu haben und auch während dem Sport immer wieder etwas Flüssigkeit zu sich zu nehmen. Abgesehen vom Flüssigkeitsaspekt spielt bei manchen Sportarten eventuell auch das äußere Erscheinungsbild eine Rolle. So ist es zwar möglich Schwimmsport auszuüben, jedoch ist es nicht unwahrscheinlich, dass sich viele Stomaträger schämen sich mit nacktem Bauch in Bikini oder Badehose zu zeigen. Welchen Trick es hierbei jedoch gibt und wie man sich da ein wenig helfen kann werden wir in einem anderen Kapitel besprechen. Schließlich gilt es beim Thema Sport auch noch ein anderes Problem anzusprechen, nämlich die persönliche Stomaversorgung. Durch das Schwitzen der Haut kann es vorkommen, dass die Stomabeutel an Haftung verlieren und sich insbesondere am Rand schnell mal lösen. Begünstigt wird dies vor allem bei Sportarten wo viel Bewegung vorhanden ist. Dafür gibt es jedoch auch eine Lösung, welche bereits im Kapitel Stomaversorgung angesprochen wurde. Die Lösung für dieses Problem ist ganz simpel. Der Stomagurt - in meinen Augen eines der wichtigsten Add-Ons der Stomaversorgung hält alles dort wo es sein soll. Insbesondere bei sehr aktiven Sportarten mit Verrenkungen, oder

Sportarten wo der Stomabeutel (wenn auch nur unter dem Shirt) hängen bleiben kann oder gestreift wird, hilft der Gurt eine ungewollte Ablösung gut zu vermeiden. Einen hundertprozentigen Schutz gibt es natürlich nie, und insbesondere wenn die Klebekraft nach langer Zeit nachlässt, oder der Beutel noch etwas locker klebt, weil er erst kürzlich gewechselt wurde, bietet der Gurt die nötige Sicherheit um in fast allen Situationen und Sportarten einen kühlen Kopf bewahren zu können.

Abschließend möchte ich noch auf ein Thema eingehen, dass nur wenige beantworten können und zumeist keine Erfahrung haben. Hierbei handelt es sich um Kraftsport, und zwar um eben jenes Muskeltraining der Bauchmuskulatur.

Darf man mit einem künstlichen Darmausgang am Bauch Situps machen? Kann ich dabei was beschädigen oder soll ich die Bauchmuskulatur am besten gar nicht trainieren damit der Darm nicht abgequetscht wird?

Nun ja, die Frage ist relativ einfach zu beantworten. Ganz allgemein gilt, dass Ausdauersport und Kraftsport gut für Körper Geist und Seele sind. Das ist bei Stomaträgern nicht anders. Die Tatsache, dass nicht jede Sportart perfekt für Stomaträger ist (z.B. Boxen um Verletzungen am Bauch zu vermeiden) haben wir ja bereits ausführlich erörtert, doch um das Thema auf den Punkt zu bringen kann man nur sagen: Ja, auch Muskeltraining ist ein wichtiger Teil der Gesundheit - und nicht nur die

Muskulatur des restlichen Körpers, sondern auch die des Bauches. Hierbei muss man wissen, dass die Bauchmuskulatur nicht nur da ist um schön auszusehen - wenn man einen Sixpack hat, sondern sie erfüllt auch ihren Zweck. So ist die unter anderem Gegenspieler zu der Rückenmuskulatur und an der Körperhaltung des Menschen beteiligt. Sie ist daher ein wichtiger und essentieller Bestandteil einer guten Körperhaltung, eines gesunden Bewegungsapparates und insbesondere dadurch auch an Wohlbefinden und Schmerzfreiheit!

Doch kann es durch übermäßiges Bauchmuskeltraining zu Problemen mit dem Stoma kommen? Die Frage ist schnell beantwortet, wenn man sich nur mal das männliche Model Blake Beckford ansieht.

Sie kennen diesen Herren nicht? Nun ja, das sollten Sie aber wenn sie Stomaträger sind, denn er ist ein männliches Model mit Stoma, und wie man an seinem Körperbau erkennen kann, hat er nicht nur eine trainierte Bauchmuskulatur, sondern einen Sixpack wie man ihn erwartet.

Dies zeigt, dass es kaum möglich ist die Bauchmuskulatur dermaßen zu trainieren, dass dadurch wirkliche Probleme oder Beschwerden auftreten. Vielmehr sei noch erwähnt, dass eine trainierte Bauchmuskulatur auch ein wenig als Sphinkter eingesetzt werden kann. So kann man etwa durch festes Anspannen der Bauchmuskulatur den Darm zusammendrücken und dadurch verschließen. Dadurch kann man gelegentlich vermeiden, dass der Darm in dem Moment, in dem es so gar nicht passt, unliebsame Geräusche von sich gibt. Doch seien wir uns mal ehrlich, wenn der Darm beabsichtigt zu verdauen, so wird er dies über kurz oder lang auch machen. Da hilft selbst eine gut trainierte und fest angespannte Bauchmuskulatur nicht um dem Darm Einhalt zu gebieten.

Zusammenfassend sei gesagt: Als Stomaträger kann man nahezu alle Sportarten bedenkenlos ausüben. Gewisse Sportarten mit Verletzungsrisiko im Bauchbereich sollte man aber definitiv meiden, und bei Sportarten, die besonders leistungsintensiv und fordernd sind sollte man – insbesondere als Ileostomaträger – stets darauf achten genug zu trinken! Wenn man diese paar Dinge beachtet steht dem sportlichen Erfolg nichts im Wege!

Kapitel 11: Schwimmen

An einem heißen sonnigen Sommertag brechen Magdalena und ihre Freundinnen auf um den Tag an einem nahegelegenen See zu verbringen. Mit seinen über 30°C hatte es der Tag echt in sich und alle freuten sich schon auf die Abkühlung im Wasser. Magdalena hatte ihren Bikini schon angezogen und ihre Stomaversorgung zu Hause noch gewechselt, da sich diese durch das Schwitzen schon leicht gelöst hatte.

Am See angekommen gingen die Freundinnen an der Promenade entlang, wo sich noch viele Menschen tummelten, und Magdalenas Freundin versicherte ihr, dass nur ein Stück weiter ein recht ruhiges Plätzchen sei wo viel weniger Leute ihre Abkühlung suchten. Magdalena war erleichtert, denn ihr war doch etwas Angst und Bange angesichts der vielen Leute, die hier waren.

Obwohl Sie ihr Stoma nun doch schon eine Zeit lang hatte, so hatte sie bisher nicht das Selbstbewusstsein erlangt, um sich damit auch öffentlich zu zeigen. Es hatte ohnehin seine Zeit gedauert, bis sie sich ihrem Freundeskreis öffnen konnte und sie keinen großen Scham verspürte, wenn sie mit ihnen baden ging.

Etwas weiter vorne waren sie schließlich an dem angepriesenen ruhigen Badeplatz angekommen, doch Magdalenas Freude hielt sich in Grenzen. Es waren nicht wie erwartet kaum Leute an der kleinen Waldlichtung am See, sondern nahezu drei Dutzend Personen, von denen jede einzelne zwei neugierige Augen hatte. Unruhe und etwas Nervosität stiegen in Magdalena auf, doch sie versuchte dies zu kaschieren, damit ihre Freundinnen nichts davon bemerkten. Alle breiteten ihre Handtücher aus und es dauerte auch keine viertel Stunde, da waren die ersten schon im Wasser. Nur eine blieb zurück, nämlich Magdalena. Und der Grund dafür war nicht, dass sie auf die Wertsachen der anderen aufpassen musste, sondern vielmehr dass sie sich schämte sich offen mit ihrem Stoma vor allen anderen zu zeigen. Um nicht zu sehr unter allen Badegästen aufzufallen, nutzte sie zumindest einen günstigen Moment um ihr Shirt auszuziehen, worauf sie sich unverzüglich auf ihren Bauch legte, damit keiner ihr Stoma sehen konnte. Sie nahm sich ein Buch zur Hand und startete ein neues Kapitel. Es dauerte auch nicht lange bis es Magdalenas bester Freundin auffiel, dass sie als einzige noch nicht im Wasser war. Sie ging zu Magdalena und fragte, was los sei und warum sie nicht ins Wasser kommt. Magdalena ahnte, dass ihre beste Freundin schon wusste, warum sie nicht im Wasser war, deshalb spielte sie auch mit offenen Karten. Sie gestand, dass sie sich vor so vielen Leuten doch schämte und Angst vor den vielen neugierigen Blicken hat. Magdalenas bester Freundin war von vornherein klar, dass dies der Grund war. Doch die Lösung war schon parat. Ihre beste Freundin ging zu ihrer Tasche und holte etwas Rotes heraus. Magdalena fragte sich, was das ist, jedoch bemerkte sie schnell worum es sich bei dem roten Stoff handelte. Als Ersatz hatte Magdalenas Freundin einen Badeanzug mitgenommen. Mit einem kleinen Lächeln nahm Magdalena diesen gerne an, zog sich um und fühlte sich wie ein neuer Mensch unter all den Badegästen. Unbeschwert konnte sie sich im Wasser abkühlen - ohne die neugierigen Blicke der Anderen fürchten zu müssen, was ihren Badetag rettete!

Schwimmen mit Stoma

Das Thema Schwimmen ist bereits ein Thema für sich. Während sich gesunde Menschen bereits im Winter ihre Gedanken machen und auf die Bikinifigur hinarbeiten, so ist dies für Stomaträger nochmal eine ganz andere Sache! Fast schon klischeehaft wird in vielen Hollywoodstreifen vorgezeigt wie wichtig die Badefigur ist, wenn die hübschen Badenixen am Strand entlang spazieren. Von den durchtrainierten Körpern der Baywatch Rettungsschwimmer will ich hier mal gar nicht reden. Stomaträger haben sicherlich unbekleidet ein anderes Aussehen als Andere und die Vergangenheit hat gezeigt, dass die Menschheit immer schon neugierig war, wenn es was zu sehen gab. Sei es, weil nun jemand eine skurrile, ins Auge stechende Haarfarbe hat oder weil eine Person auffällige Tattoos im Gesicht hat.

Menschen wollen Dinge sehen die anders sind als der Durchschnitt, Dinge sehen, die sie noch nicht kennen und Dinge sehen, die neue Eindrücke hinterlassen. Zugegebenermaßen sehen die meisten Personen in der Normalbevölkerung kaum einen Menschen mit Stomabeutel am Bauch. Viele haben dies noch nicht mal auf Bildern gesehen, sondern lediglich im günstigsten Fall irgendwann mal gehört. Daher ist es nicht verwunderlich, dass ein Stomabeutel am Bauch durchaus ihr Interesse erweckt.

Obwohl dies per se nichts Schlimmes ist, fühlen sich viele Stomaträger verständlicherweise unwohl, wenn sie ungewollter Weise die Aufmerksamkeit aller Personen in der Umgebung auf sich ziehen, denn in der Regel wollen sie ja nichts anderes als nur in Ruhe zu baden und den Tag zu genießen.

Doch was kann man dagegen tun? Im Wesentlichen gibt es verschiedene Möglichkeiten die man nutzen kann. Entweder man eignet sich viel Selbstbewusstsein an und ignoriert die Blicke, was ein sehr mutiger Schritt ist, oder man versucht den Stomabeutel zu kaschieren um die Aufmerksamkeit nicht auf sich zu ziehen. Mit Sicherheit ist ersteres die größere Hürde und viele Menschen werden dies wohl kaum schaffen. Da erscheint es umso leichter das Stoma zu verstecken. Dies geht als Frau relativ einfach indem man beim Baden auf einen Badeanzug ausweicht. Dadurch fällt der Stomabeutel – sofern er nicht gerade prall gefüllt ist – kaum auf.

Hierfür kann man das Baden ggf. noch etwas mit dem Essverhalten abstimmen um die Verdauungsarbeit des Darmes und somit die Füllung des Beutels etwas zu kontrollieren und vorherzusagen.

Viel schwieriger ist es allerdings bei Männern. Zugegebenermaßen machen Männer in Badeanzügen keine so gute Figur, wie dies bei Frauen der Fall ist. Deshalb muss man als Mann beim Schwimmen improvisieren. Entweder man sucht sich einen Ort an dem niemand ist, hat einen privaten Pool im eigenen Garten oder man lernt eben das Stoma zu akzeptieren und dazu zu stehen. Gerade wenn man einen relativ trainierten Körper hat, ist dies halb so schlimm, wie man ja am Männermodel Blake Beckford erkennen kann. Obwohl dies schon einige Alternativmethoden sind, so gibt es – nicht nur für Männer, sondern durchaus auch für Frauen – diverse Stoma Covers. Dies sind Überzieher für den Stomabeutel in diversen Mustern und mit diversen Motiven. Angefangen vom Military Look bis hin zu Blümchen oder einem schlichten Schwarz. Besonders sind diese Überzieher für Kinder geeignet, denn ja, obwohl man es kaum glauben mag, in seltenen Fällen sind auch Kleinkinder oder Jugendliche von einer Erkrankung betroffen, die ein Stoma bedarf. Für Kinder gibt es viele niedliche Motive mit Comic Figuren, etc. Die Auswahl erscheint an sich grenzenlos.

Ein weiterer wichtiger Punkt zum Thema Schwimmen ist der perfekte Sitz der Versorgung. Da Flüssigkeit die blöde Angewohnheit hat sich in alle Ritzen auszubreiten ist es essentiell einen gut klebenden Stomabeutel zu tragen, der auch gut hält. Sollte man den Beutel schon eine Weile tragen und er beginnt sich bereits von selbst etwas zu lösen, so mag es sicherlich sinnvoll sein diesen vor dem Schwimmen gehen noch zu wechseln und kurz zu warten, bis der Beutel gut klebt. Zusätzlich empfiehlt sich das Tragen des Hautschutzringes, welcher besseren Halt und Dichtheit garantiert, um „Badeunfälle" zu vermeiden. Für optimalen Schutz sollte man zusätzlich einen Stomagurt tragen; dann steht dem Badespaß nichts mehr im Weg!

Wie man sieht gibt es einige wichtige Aspekte, wenn es um Schwimmen/Badeurlaub für Stomaträger geht, angefangen von neugierigen Blicken bis hin zum festen Sitz der Versorgung um unliebsame Unfälle zu vermeiden!

Kapitel 12: Urlaub

Es sind nur noch wenige Stunden, die Magdalena in der Arbeit ausharren müsste, bevor sie endlich ins wohlverdiente Wochenende starten darf. Dieses Wochenende war jedoch ein besonderes, denn die nächsten zwei Wochen hat Magdalena ihren Sommerurlaub und bereits morgen wird sie in den Flieger steigen und eine Woche lang den italienische Flair genießen. Auf ihrem Urlaubsplan steht Rom zu besuchen und sowohl die alten monumentalen römischen Bauten zu besichtigen als auch den modernen italienischen Lifestyle zu genießen. Magdalena hatte schon immer eine Vorliebe für historische Monumente, weshalb sie sich bereits besonders auf das Kolosseum und das Forum Romanum freut. Den Vatikan und all die anderen Sehenswürdigkeiten würde sie natürlich ebenfalls unter keinen Umständen auslassen. Obwohl man es fast als Kulturreise bezeichnen könnte, so hat sie auch geplant zwei oder drei Tage spontan ans Meer zu fahren, um dem Alltag richtig entfliehen zu können.

Zu Hause angekommen packte sie ihr restliches Gepäck zusammen bevor es schließlich in der Nacht ab zum Flughafen ging. Insgesamt war es dann gar nicht so wenig Gepäck, denn im Vergleich zu anderen Leuten musste Magdalena noch Beutel und andere Dinge für ihre Stomaversorgung mitnehmen. So kam es, dass

Magdalena neben ihrem großen Reisekoffer noch einen kleineren Koffer und ihre Handtasche hatte.

Am nächsten Tag war es schließlich soweit. Obwohl der Wecker Magdalena zu einer unchristlichen Zeit aus dem Schlaf riss, freute sie sich schon. Sie stand auf, ging wie üblich ins Bad und machte sich abfahrbereit. Am Flughafen ging alles wie üblich recht reibungslos von statten. Sie gab ihre beiden Koffer am Check In ab, ging problemlos durch die Sicherheitskontrolle und keine Stunde später saß sie bereits im Flieger nach Rom. Obwohl die Landung ein wenig holprig war, setzte der Flieger sicher in Rom auf und alle Passagiere verließen das Flugzeug. So tat es auch Magdalena. Sie folgte der Menschenmenge hin zum Gepäckband und wartete dort wie alle anderen auch auf ihre Koffer. Die Minuten verstrichen – eine nach der anderen – und nach knapp zwanzig Minuten kamen schließlich die ersten Koffer zum Vorschein. Nach und nach wurden es immer mehr und die Passagiere drängten sich entlang des Gepäckbandes um die ersten zu sein. Bereits nach knapp zwei Minuten war auch Magdalenas erster Koffer dabei. Es war der große Koffer, in dem überwiegend Kleidung war. Der zweite Koffer hingegen ließ noch auf sich warten. Minute um Minute verstrich und Magdalena wurde zunehmend unruhiger, denn es war schließlich der kleine Koffer, in dem das meiste ihrer Stomaversorgung war. Etwas nervös ging sie am Gepäckband auf und ab und als die letzten Passagiere auch ihren Koffer hatten und sie alleine da stand ahnte sie bereits Böses. Da in den darauffolgenden zehn Minuten kein einziger Koffer mehr erschien, ging Magdalena schließlich aufgebracht zum Servicepersonal und erklärte, dass ihr Koffer noch fehle. Das Servicepersonal bemühte sich um Magdalenas Problem und führte ein paar Telefonate, doch unglücklicherweise konnten sie den Koffer nicht finden. Die nette Dame der Fluggesellschaft notierte sich Magdalenas Telefonnummer um sie gegebenenfalls informieren zu können.

Etwas aufgelöst und nicht wissend was sie jetzt tun sollte verließ Magdalena den Flughafen und fuhr zu ihrem Hotel. Das einzige womit sie die nächste Zeit noch überbrücken kann sind die wenigen Beutel, die sie noch in ihrer Handtasche hat, und die hat sie auch nur in der Handtasche, für den Fall, dass sie im Flugzeug ihre Versorgung wechseln hätte müssen.

Sorgenloser Urlaub

Ein sorgenloser Urlaub ist wohl eines der Dinge auf die sich die meisten das ganze Jahr über freuen. Einfach mal den Kopf abschalten, eine Auszeit genießen und fern ab der Heimat fremde Kulturen und Lebensweisen kennenlernen. Doch was man anhand Magdalenas Beispiel sieht ist die Tatsache, dass es Stomaträger oftmals schwieriger haben und an viele weitere Dinge denken müssen. Wo normale Urlauber nur daran denken ihre Sonnenbrille einzupacken, genug Kleidung dabei zu haben und nicht auf Sonnencreme zu vergessen, so müssen Stomaträger stets daran denken genug Versorgung dabei zu haben. Es kann schließlich passieren wie in Magdalenas Fall, dass ein Koffer auf der Reise verloren geht. Glücklicherweise kommt dies in der heutigen technisierten Welt nur sehr selten vor, doch sollte es mal soweit kommen, so kann dies für Stomaträger einen fatalen Ausgang haben, denn die passenden Stomabeutel, Hautschutzringe oder andere Dinge gibt es nämlich nicht in der Drogerie nebenan zu kaufen, sondern müssen meist über ein Sanitätshaus bestellt werden. Abgesehen von fehlender direkter Verfügbarkeit - nicht mal in einem Fachgeschäft, sondern nur auf Bestellung – ist natürlich auch der Preis nicht zu verachten, denn wenn man im Ausland auf eigene Faust Stomabeutel kaufen muss, die nicht von der Krankenkasse bezahlt werden - weil es keine Verordnung dafür gibt, so kann das schnell einen größeren finanziellen Betrag ausmachen, der die Urlaubskasse zusätzlich belastet.

Die Verfügbarkeit der Stomabeutel ist das Eine, die nur mangelhafte Planbarkeit des Verbrauches ist nochmals eine andere Sache. So kann es sein, dass man wie zu Hause nur einen Beutel pro Tag braucht, jedoch kann es auch vorkommen, dass man im schlimmsten Fall auch die dreifache Menge braucht, wenn sich durch das Baden der Stomabeutel ständig löst. Wie man dem vorbeugend entgegenwirken kann wird in einem anderen Kapitel erörtert, jedoch sei nur nochmal das Wort „Stomagurt" kurz in den Raum geworfen. Zugegebenermaßen - sollte man merken, dass sich der Beutelvorrat ungewöhnlich schnell aufbraucht - so kann man natürlich im Urlaub auch sein Badeverhalten etwas einschränken. Klar ist dies nicht das Gelbe vom Ei, doch verglichen damit keine Beutel mehr zu haben könnte es sonst im wahrsten Sinne des Wortes ins T-Shirt gehen! Von daher ist eine Planung des Beutelvorrates immer eine wichtige Sache und essentiell für einen unbeschwerten Urlaub. Doch selbst bei optimaler Planung sollte man - wenn möglich - immer ein paar Beutel mehr mitnehmen, denn insbesondere in fernen Ländern, in denen die Trinkwasserqualität nicht europäischen Standards entspricht, und wo es oftmals etwas an Hygiene mangelt, kann ein besonderer Feind ziemliche Schwierigkeiten mit sich bringen, nämlich ein Magen-Darm Infekt samt Durchfall. Während normale Urlauber unliebsamer weise viel Zeit auf der Toilette verbringen, bringt dies für Stomaträger zusätzliche Herausforderungen mit sich. Ein sehr dünnflüssiger, oder gar wässriger Stuhl versucht in alle Ritzen der Stomaversorgung zu Kriechen und führt dadurch zu einer wesentlichen schlechteren Haftung als es mit einem breiigen oder festeren Stuhl der Fall wäre. Dadurch kann es notwendig sein den Beutel viel öfter wechseln zu müssen, als es sonst der Fall wäre. In solchen

Situationen ist es gut sich darauf verlassen zu können genug Beutel im Gepäck zu haben.

Obwohl der Durchfall normale Urlauber auch hart treffen kann, so ist dies bei Ileostomaträgern nochmal eine ganz andere Hausnummer, denn bei eben jenen fehlt die Passage durch den Dickdarm gänzlich, und wie wir wissen ist der Dickdarm der Teil, der primär für die Wasserrückresorption verantwortlich ist. Bei längerem Durchfall oder auch schwerem Durchfall sind insbesondere Ileostomaträger von einem starken Flüssigkeitsverlust betroffen. Sollte dadurch eine medizinische Behandlung notwendig sein, so ist es wichtig bereits vor dem Urlaub mit einer Auslandskrankenversicherung vorgesorgt zu haben, die diesen Fall bestmöglich abdeckt.

Je nachdem in welche Länder man reist kann es Sinn machen abgesehen von ausreichend Vorrat an Versorgungsmaterialien und einer Krankenversicherung auch medizinisch relevante Befunde oder Bestätigungen mitzuführen. Sollte es nämlich beim Zoll zu einer Gepäckuntersuchung kommen, so können diese Befunde die Abwicklung erleichtern und dem Zollbeamten klar machen, warum man diese Sachen mit sich führt. Dies beugt Missverständnissen vor, denn man kann nicht davon ausgehen, dass jeder Zollbeamte oder jede Zollbeamtin auf der Welt alle Stomaversorgungsprodukte kennt und für deren Unbedenklichkeit garantieren kann.

Wie man sieht gibt es zum Thema Urlaub so einiges zu beachten. Abgesehen von so manchen Formalitäten wie einer medizinischen Bestätigung, einer Auslandskrankenversicherung, ggf. einer Reiseapotheke, spielt vor allem die Versorgung eine wichtige Rolle.

Jeder Stomaträger sollte stets daran denken für alle Eventualitäten genug Versorgung mit sich zu führen, und diese auch auf mehrere Koffer und Taschen aufzuteilen. Wichtig ist es auch stets ein paar Beutel bei sich zu tragen für den Fall, dass man den Beutel unterwegs wechseln muss und nicht an seinen Koffer rankommt. Frauen tun sich dabei durch ihre Handtasche meist wesentlich leichter. Männer hingegen können sich entweder auch eine kleine Tasche zulegen oder – sofern man geschäftlich reist – auch den ein oder anderen Beutel im Aktenkoffer verstauen. Den Ideen hierfür sind keine Grenzen gesetzt, wichtig ist nur jederzeit auf ausreichend Stomaversorgung zurückgreifen zu können um unliebsame Missgeschicke zu verhindern. Sollte man diese paar Tipps beachten, so steht einem unbeschwerten und vor allem erholsamen Urlaub nichts im Wege, denn schließlich sollen sich die Gedanken um Entspannung, Abschalten und dem Alltag entfliehen drehen und nicht ständig um die Stomaversorgung!

P.s.:

Bevor dieses Kapitel ein unglückliches Ende nimmt, sei allen Lesern noch versichert, dass sich die Fluggesellschaft bei Magdalena gemeldet hat. Offenbar dürfte der Koffer beim Transport vom Flugzeug zum Förderband vom Gepäckwagen gefallen sein und wurde irrtümlicherweise auf einen anderen Gepäckwagen gelegt. Noch am selben Tag hatte Magdalena nicht nur ihren Koffer zurück, sondern zudem eine wichtige Lektion gelernt! In Zukunft wird sie nie wieder all ihre Stomaversorgung in einen Koffer geben, sondern diese auf viele Gepäckstücke verteilen.

Kapitel 13: Sexualität

Sexualität mit Stoma ist ebenso wie das Stoma selbst ein Tabuthema. Wo Sexualität für alte, bettlägerige Menschen keine Rolle mehr spielt, so spielt sie für junge Personen, die zum Beispiel an chronisch entzündlichen Darmerkrankungen leiden eine umso Größere, denn sie sind oftmals erst zwischen zwanzig und dreißig Jahre alt und stehen in der Blütezeit ihres Lebens. Sicherlich ist verständlich, dass gerade diese junge Personengruppe noch durchaus ein aktives Sexualleben haben möchte und ihre Triebe und Gelüste ausleben will. Doch wie ist das mit einem Stoma? Kann man mit einem Stoma überhaupt Sex haben und wenn ja worauf muss man Acht geben?

Um es auf den Punkt zu bringen, ja, mit Stoma kann man Sex haben, und noch recht guten dazu, denn ein Stoma selbst, hat abgesehen vom optischen Erscheinungsbild der Person keine wirklichen Einflüsse auf das Sexualleben. Geschickt genutzt fällt dies nicht mal auf, wenn mal als Frau etwa entsprechende Dessous trägt, bzw. als Mann das Shirt trägt. Fairerweise muss man jedoch sagen, dass Paare die bereits eine lange Beziehung hinter sich haben nach kurzer Eingewöhnungsphase auch dies nicht benötigen, denn die Liebe überwiegt in der Regel das optische Erscheinungsbild.

Sicherlich ist es aus der Luft gegriffen zu sagen, dass das Stoma keinen Einfluss hat bei den ersten intimen Erfahrungen, denn ein Stoma ist nichts Alltägliches und so gilt es auch in einer längeren Partnerschaft, dass es zumindest eine kurze Eingewöhnungsphase braucht.

Hat der Partner jedoch erst verstanden, dass ein Stoma ein an sich recht sauberes und hygienisches Konstrukt ist, so verliert der Partner mit der Zeit meist auch seine/ihre Berührungsängste und als Folge stehen intimen lustvollen Abenden nichts mehr im Wege.

Sollte man etwas mehr Vorlaufzeit benötigen, so ist es zudem eine relevante Überlegung für Colostomaträger eine Stomakappe zu verwenden. Eine Stomakappe ist im Prinzip ähnlich aufgebaut wie ein Beutel, nur mit dem Unterschied, dass die Klebeplatte meist etwas kleiner ist und die Stomakappe keinen Beutel dran hat, in dem etwas aufgefangen werden kann. Die Kappe erfüllt dabei lediglich die Funktion des Ab- und Verdeckens des Stomas und kann ähnlich wie beim Schwimmen vorübergehend getragen werden, damit das Stoma möglichst wenig auffällt. Bei Ileostomaträgern empfiehlt sich dies nicht wirklich, da durch die meist kleinere Klebeplatte der Kappe eine schlechtere Haftung besteht und das Ileostoma viel mehr Eigenleben hat als das Colostoma. Das Ileostoma fördert wie es ihm gerade passt und es sich die Verdauung eben einbildet, deshalb sollte immer ein Reservoir vorhanden sein, wo möglicherweise geförderter Stuhl/Luft/Flüssigkeit aufgefangen werden kann. Sollte man sich als Ileostomaträger wirklich die Mühe machen wollen das Stoma möglichst zu verbergen, so kann auch auf ein Beutelsystem mit kleiner Größe und somit kleinem Füllungsvolumen ausgewichen werden. Hierbei ist zu beachten, dass dies einen Beuteltausch bedeutet und dass bei diesem Tausch wie bei jedem anderen auch auf Dichtheit und guten Sitz zu achten ist, um möglichst viel Hautschutz und Sicherheit zu gewährleisten.

Auch diverse Stellungen sind kein Problem, denn wie im Kapitel „Schlafen" bereits besprochen ist eine Bauchlage in der Regel problemlos möglich, sofern man keine Schmerzen oder andere Probleme dabei verspürt.

Je nachdem welche Praktiken einem lieb sind empfiehlt sich auch das Tragen eines Stomagurtes für mehr Halt und Sicherheit, sofern man diesen nicht ohnehin schon den ganzen Tag über trägt.

Obwohl Sexualität als auch das Stoma selbst in unserer Gesellschaft an sich schon ein Tabuthema ist, so ist Sexualität als Stomaträger noch ein viel Größeres. Viele Menschen haben die falsche Vorstellung von Berührungen und Intimität mit Stoma. Viele glauben, dass dies ein ekliges oder unhygienisches Unterfangen sein könnte. Doch wenn die Versorgung richtig sitzt, dicht ist und man vielleicht sogar noch durch seine Kleidung nachhilft, so gibt es keine Bedenken, dass Sexualität als Stomaträger nicht nur möglich ist, sondern sogar zum positiven Erlebnis aus Ekstase und Lust werden kann.

Wichtig ist als Stomaträger selbst daran zu denken, dass es am Anfang ein wenig Zeit braucht bis man sich aufeinander abgestimmt hat, damit der Partner auch sieht, dass es nicht schmerzt, wenn er das Stoma aus versehen berührt, und dass sich der Partner auch bewusst wird, dass das Stoma selbst viel hygienischer ist als so manche glauben! Wenn man sich nur genug Zeit nimmt, offen mit seinem Partner über alles spricht ist Sexualität mit Stoma nicht nur möglich, sondern eine ganz neue wunderbare Erfahrung!

Kapitel 14: Neue Beziehung

„Hallo, ich bin Michael und ich habe ein Stoma!"
Zugegebenermaßen habe ich viel über offenen
Umgang mit seinem Stoma in diesem Buch
gesprochen, doch muss ich zugeben, dass dies
nicht der erste Satz sein sollte, wenn man
jemanden kennenlernt. Obwohl zu Unrecht -
haben viele Menschen in der Gesellschaft doch
eine falsche Vorstellung über das Stoma und wie
es ist damit zu leben. Viele denken dies gehört
nur zu schwer kranken fast sterbenden
Menschen, die sehr alt sind. Zugegebenermaßen
stimmt es auch, dass vor allem ältere Personen
davon betroffen sind. Doch ist es falsch zu
glauben nur weil man ein Stoma hat geht es bald
dem Ende zu. Es gibt Personen, die leben
jahrzehntelang mit einem Stoma und sind höchst
glücklich darüber, denn das Stoma hat ihnen so
viel Lebensqualität gegeben wie sie es die Jahre
davor nie gehabt hatten. Menschen glauben auch,
dass ein Stoma etwas unhygienisch sei. Doch mal
Hand aufs Herz, wenn man bedenkt wie viele
Leute ungepflegt, ungeduscht oder verschwitzt
herumlaufen, so ist ein Stoma im Vergleich
nahezu eine sterile und saubere Umgebung.
Obwohl man es sich kaum vorstellen kann, so ist
ein Stoma deutlich besser als sein Ruf, denn bei
richtiger und adäquater Versorgung kommt Stuhl
nie mit dem äußeren eines Beutels in Berührung,
und an den Stellen, wo Stuhl wirklich raus kommt

– nämlich an der Öffnung des Beutels an der Unterseite zum Entleeren – könnte man zwar argumentieren, dass dieser Bereich unhygienisch ist, aber selbst wenn dem so wäre macht das nichts, da dieser Bereich ja in sich eingerollt und damit unzugänglich gemacht wird. Im Wesentlichen sind damit alle Stellen die an einem Stoma relevant zugänglich sind frei von relevant unhygienischen Bereichen. Dies setzt natürlich voraus, dass man beim Entleeren auch vorsichtig ist und nicht mit möglicherweise verschmutzten Fingern alles anfasst, was es nur zu berühren gibt. Eben aus genau diesen Gründen - da Menschen denken Stomaträger sind schwer krank und weil Menschen aus Unwissenheit fürchten, dass die Person und das Stoma, das an ihm dran hängt sehr unhygienisch sein könnte – sollte der erste Satz nicht lauten: „Ich habe ein Stoma".

Abgesehen von den Vorurteilen will man als Stomaträger ja auch als Mensch wahrgenommen werden. Man will, dass sein Gegenüber die Person kennenlernt und nicht das Stoma, oder? Deshalb sollte man dies erstmal für sich behalten. Merkt man mit der Zeit, dass es doch zu Sympathie mit seinem Gegenüber kommt, so kann man beobachten, in welche Richtung sich dies entwickelt. Bleibt es nur auf freundschaftlicher Basis, oder könnte daraus mehr entstehen. Wenn man merkt, dass die Person gegenüber Sympathie entwickelt hat oder sogar Gefühle für einen aufgebaut hat, so kann man sich Schritt für Schritt näher aus seiner

Deckung herauswagen. Jedenfalls sollte man aber wenn es zu mehr Berührungen und vor allem in Richtung Intimität geht mit offenen Karten spielen und es vorher ansprechen. Dabei ist es nur selten ratsam zu sagen: „Ich habe ein Stoma", sondern man sollte vielmehr ein wenig ausholen und kurz erklären wie es dazu kam. Das erleichtert auch den Einstieg und macht es verständlich, warum es so ist, wie es ist. Sollte das „Geheimnis" mal ausgesprochen sein, so kommt der spannende Moment, wie die Person gegenüber reagieren wird. Hierbei gibt es unterschiedliche Szenarien. Die einen finden es überhaupt nicht schlimm und fragen sogar, warum man das nicht schon früher gesagt hat. Andere wiederum sind sich noch etwas unschlüssig wie sie jetzt damit umgehen sollen und was das genau bedeuten würde. Wie sieht das aus? Stört das? Finde ich das abstoßend? Diese Personengruppe ist zwar prinzipiell nicht abgelehnt ist aber noch etwas eingeschüchtert, was ein Stoma wirklich ist und welche Konsequenzen es mit sich bringt. Dann ist es an der Zeit darüber zu reden und Berührungsängste zu nehmen. Oftmals kann es auch schon helfen, wenn die Person, die man gerade kennen lernt, einfach mal mit ihrer Hand über den Pullover streicht und spürt, dass da etwas darunter ist und merkt, dass es nicht schlimm ist, wenn man es berührt.

Leider gibt es jedoch auch etwas oberflächlichere Personen, die das etwas abstoßend finden. Und dies soll nicht mal als Vorwurf gewertet werden, da jede Person natürlich individuelle Vorstellungen und Erwartungen von seinem Gegenüber hat. Sollte dies der Fall sein, so muss man zugeben, dass die sich anbahnende Beziehung unter schlechten Vorzeichen steht, denn die Meinung derer wird sich nur selten ändern. Sollte dem so sein macht es aber auch keinen Sinn der verpassten Chance hinterher zu trauern, denn wenn ein Stoma eine solch große Abstoßung hervorruft, dass nicht mal der Charakter, das sonstige Aussehen, das Lächeln usw. Grund genug ist an einem weiteren Kennenlernen fest zu halten, dann würde eine entstehende Beziehung meist nicht glücklich machen, sondern nur Spannungen und Probleme mit sich bringen. Das ist nicht das Ziel! Vielmehr ist es Ziel sich in der Beziehung wohl zu fühlen und mit dem Partner trotz Stoma in Einklang leben zu können.

Zusammenfassend muss man sagen, dass eine neue Beziehung immer eine Herausforderung sein wird, sei es mit oder ohne Stoma. Jemanden kennen zu lernen bedeutet immer ein kleines Abenteuer. Man weiß nie wie die Person in Realität ausschaut, noch welche offensichtlichen oder versteckten Charaktereigenschaften sie mitbringt. Und erst recht kann man vorher nie wissen wie jemand auf die Nachricht reagiert, dass man Stomaträger ist. Deshalb empfiehlt es sich die Person erst mal sich selbst kennen lernen zu lassen. Die Person von seinen eigenen

Charaktereigenschaften zu überzeugen und sie mit dem Lächeln bereits zu verzaubern. Das kleine Geheimnis, das sich unter dem Shirt verbirgt ändert ja nichts daran wer man ist. Es ist nur ein Anhängsel, das das Leben begleitet, und sofern die Person, die man kennenlernt mit dem auch gut umgehen kann, so steht einer neuen glücklichen Beziehung nichts im Wege!

Kapitel 15: Die Irrigation

Die Irrigation ist eines der Dinge, die viele Stomapatienten gar nicht betreffen, andere nur ganz selten, und wieder andere jedoch in regelmäßigen Abständen. Doch was genau versteht man unter Irrigation. Laienhaft ausgedrückt handelt es sich dabei um einen Einlauf. Der Einlauf dient dabei – wie bei gesunden Menschen auch – der Darmreinigung und zur Entleerung des Darmes. Doch wer braucht die Irrigation überhaupt?

Zu aller erst sei erwähnt, dass die Irrigation für das Ileostoma praktisch keine Rolle spielt, da der Dünndarmstuhl von Haus aus eine eher dünnflüssigere bis breiige Konsistenz aufweist. Sie ist allenfalls unter speziellen Ausnahmesituationen wie Nahrungsbrei-Blockaden zum Aufweichen und Abführen nur durch medizinisches Personal zu erwägen und anzuwenden.

Vielmehr spielt die Irrigation jedoch eine Rolle beim Colostoma. Ein normaler Stomaträger braucht per se keine Irrigation, jedoch ist von manchen gewünscht diese regelmäßig durchzuführen um den Dickdarm nahezu gänzlich zu entleeren. Dadurch, dass der Dickdarm dann leer ist, braucht man für kurze Zeit keinen großen Auffangbeutel, da es erst eine Weile dauert bis der Nahrungsbrei durch den Dickdarm transportiert wurde. Hierfür ist dann lediglich eine Abdeckkappe notwendig um das Stoma zu verschließen. Abdeckkappen schauen dabei aus wie kleine Stomabeutel und kleben ebenfalls auf der Haut, bis auf die Ausnahme, dass sie lediglich den Zweck des Abdeckens erfüllen und nicht den des Auffangens von Stuhl, da sie keinen großen Beutel dran haben.

Irrigiert wird dabei meist mit lauwarmem Wasser, denn sehr kaltes Wasser kann die Schleimhaut des Darmes stören und sehr warmes Wasser entweder zu einer Schleimhautschädigung führen oder selten auch Kreislaufbeschwerden hervorrufen. Dies passiert meist aus einer Mischung von Gefäßerweiterung im Darm wodurch mehr Blut um den Darm kreist und weniger im Körperkreislauf (Umverteilung des Blutes) als auch durch Einflüsse des vegetativen Nervensystems. Diese (meist durch Erweiterung und Aufdehnung des Darmes durch die Irrigation verursachten) vasovagalen Einflüsse können dabei zu den eben genannten Kreislaufproblemen führen.

Zugegebenermaßen ist die Irrigation für manche Colostomapatienten subjektiv eine bessere Alternative einen unabhängigeren Alltag zu führen mit nur einer kleinen Abdeckkappe am Bauch, jedoch sei zu bedenken, dass der Darm meist selbst entscheidet wann und wie er arbeitet und sollte er nach einer gewissen Zeit doch sehr fleißig arbeiten, so kann es sein, dass der Dickdarm bereits Nahrungsbrei durch das Stoma ausscheiden will, aber keine adäquate

Möglichkeit da ist diesen auch aufzufangen. In einer solchen Situation muss dann erst recht auf einen Auffangbeutel gewechselt werden. Weiters gilt anzumerken, dass die Irrigation selbst meist sehr aufwendig ist. Es gilt das Wasser für den Einlauf vorzubereiten, eine Unterlage aus Handtüchern auszulegen für den Fall, dass mal was daneben laufen sollte und zudem muss man das Beutelsystem wechseln. Für die Irrigation selbst gibt es nämlich eine Basisplatte auf der ein langer durchsichtiger Plastikschlauch angebracht wird, der all das Wasser auffängt, welches durch die Irrigation in den Darm gelaufen ist. Weiters braucht es Zeit bis das Wasser den Stuhl aufweicht und der Darm alles raustransportiert. Daher ist es üblich, dass kaum ein Colostomaträger diesen Einlauf macht, sondern einfach einen Beutel klebt, den er je nach Bedarf wechselt. Dadurch ist das Leben und der Alltag am wenigsten eingeschränkt und man erspart sich viel Zeit, die man besser nutzen kann. Allerding gibt es sehr wenige Personen die von einer speziellen Konstellation betroffen sind, nämlich jene welche ein Dickdarmstoma zuerst hatten, jedoch danach auf ein Ileostoma gewechselt wurde ohne dass der Dickdarm komplett entfernt wurde. Dafür gibt es nur wenige spezielle Gründe auf welche ich hier nicht näher eingehen will. Diese Personen jedoch haben zwei Stomata am Bauch. Ein Ileostoma, bei dem der normale Nahrungsbrei rauskommt, der aufgenommen wurde und der die normale

Darmpassage garantiert, als auch ein Colostoma, wobei der Dickdarm im Bauch selbst nur blind endet und nicht durchgängig ist. Von den beiden Stomata funktioniert natürlich nur das Dünndarmstoma, jedoch gibt der Dickdarm auch bei Nichtbenützung über die Zeit Schleim ab, der normalerweise den Nahrungstransport erleichtert. Da dieser jedoch nicht mit der Nahrung ausgeschieden wird, da der Dickdarm ja nicht durchlaufen wird bleibt dieser im Dickdarm liegen. Da der Schleim relativ hart werden kann, kann dies zu Schmerzen und Blähungszuständen führen. In solchen Fällen kann eine Irrigation bei blind Verschlossenem Colostoma durchaus hilfreich sein. Dies ist auch im Wesentlichen der einzige Anwendungsfall wo eine regelmäßige (im Abstand von wenigen Wochen) Irrigation Sinn macht. Trotz allem sei jedoch zu erwähnen, dass die Irrigation eine sehr schmerzhafte Angelegenheit sein kann, denn auf die Überblähung und Dehnung durch die Flüssigkeit antwortet der Darm meist mit Koliken, und diese sind wie wir wissen meist so unangenehm, dass man sich kurzzeitig vor Schmerzen krümmen könnte. Die Irrigation ist und bleibt daher ein Mittel, welches nur bei wenigen Stomaträgern einen nennenswerten Stellenwert hat und insbesondere beim Dünndarmstoma praktisch keine Anwendung findet. Sollten sie jedoch zu den wenigen gehören, die zwei Stomata haben wobei das Dickdarmstoma blind verschlossen im Bauch endet, so reden sie durchaus mit ihrer

Stomapflegekraft über die Möglichkeit einer Irrigation. Sollten Sie sich jedoch dazu entscheiden ist es meist besser das Wasser langsam rein laufen zu lassen, denn das führt in der Regel zu geringeren Schmerzen und leichteren Koliken als dies der Fall wäre, wenn man es zügig reinlaufen lässt.

Kapitel 16: Shit happens – Der Supergau

Es war ein Freitagabend an dem sich Magdalena gerade für die anstehende Party zurecht machte. Sie war duschen, klebte ihre Stomaversorgung neu, föhnte sich die Haare und schminkte ihre Augenlieder und Wimpern. Schließlich warf sie sich noch ihr kleines Schwarzes über und schon war sie fertig für die anstehende Geburtstagsparty eines Freundes. Gegen acht Uhr abends traf Magdalena schließlich bei der Party ein, überreichte ihrem Freund Benjamin ein kleines Geschenk und plauderte mit ihm ein paar Worte. Benjamin war sichtlich erfreut, dass es sich bei Magdalena doch noch ausgegangen ist, denn beruflich hatte sie momentan einiges um die Ohren und war von früh bis spät mit Arbeit eingedeckt. Benjamin nahm Magdalena schließlich mit zu der aufgebauten Bar und mixte ihr einen Mojito als Einstieg in den sommerlichen Partyabend. Sie genoss den einen oder anderen Schluck und mischte sich unter die Menge. Es waren einige bekannte Gesichter unter den Partygästen - unter anderem auch ein paar alte Schulfreunde von Magdalena. Sie plauderten über längst vergangene Zeiten und nicht lange darauf berührte eine Hand Magdalenas Schulter. Sie drehte sich um und sah ihre beste Freundin hinter sich stehen. Magdalena fiel ihr zugleich um den Hals und sagte ihr, wie sehr sie sich freute, dass sie schließlich da war. Die beiden verabschiedeten sich von der kleinen Gruppe und saßen sich ein wenig an den Pool um gemeinsam über diverse Frauendinge zu reden. So dauerte es auch nicht lange bis die Party ihren Höhepunkt erreichte und Stunde für Stunde verstrich. Die Stimmung war ausgelassen und alle feierten solange sie nur konnten. Da Magdalenas Freundin sie heute Nacht nach Hause fahren werde, konnte sich Magdalena seit langem wiedermal richtig gehen lassen und ohne Hemmungen feiern. So kam es auch, dass sie sich stündlich einen neuen hochprozentigen Drink an der Bar holte und sie immer ausgelassener zu der Musik tanzte.

Wie die Stunden verstrichen so löste sich die Party auch allmählich auf. Nach und nach verabschiedete sich eine kleine Truppe von der Party. Als nur noch knapp ein dutzend Partygäste da waren, hatten diese die glorreiche Idee noch Würstchen über die Feuerschale zu halten und einen Hot Dog daraus zu machen. Die letzten Partygäste hatten sichtlich noch Hunger, denn auch Magdalena hat noch zwei große Hotdogs verputzt. So dauerte es auch nicht lange, dass sich auch bei den letzten Partygästen Müdigkeit breit machte und so verabschiedeten sich Magdalena und ihre beste Freundin.

Am nächsten Morgen kam Magdalena langsam nach einer langen durchzechten Partynacht kurz nach Mittag zu sich. Noch etwas verwirrt vom

Restalkohol öffnete sie die Augen und versuchte sich erstmal zurecht zu finden. Sie merkte relativ schnell, dass sie zu Hause in ihrem Bett lag und es gestern nicht mal geschafft hatte aus ihrem Kleid zu kommen. Umso wacher sie jedoch wurde umso mehr bemerkte sie jedoch auch, dass etwas nicht stimmte. Irgendwas fühlte sich anders an. Irgendwie fühlte sich Magdalena nass an, obwohl sie gar nicht geschwitzt hatte. In dem Moment, in dem sie sich aufrichten wollte schoss ihr der Fall durch den Kopf, den sie so sehr gehofft hatte, dass er nicht eintreten würde. Doch es war passiert. Der „Supergau" war perfekt!

Da Magdalena vor dem Schlafen gehen noch relativ viel gegessen hatte, hat ihr Darm während dem Schlafen brav weiter verdaut. Nur zu blöd, dass Magdalena in ihrem Alkoholdelir nicht bemerkt hatte, dass der Beutel ziemlich voll war und keinen Platz mehr hatte mehr Nahrungsbrei aufzunehmen. So kam es auch, dass der Darm fleißig weiterarbeitete und Magdalena in einem Sumpf ihrer eigenen Fäkalien aufwachte. Unglücklicherweise war ihr Stomagurt nur locker angezogen, weshalb er auch Schlimmeres nicht verhindern konnte.

Magdalena setzte sich schließlich langsam auf, und versuchte sich etwas zurecht zu finden. Ihr war noch ein wenig schwindelig von der gestrigen Partynacht, doch liegen bleiben war in diesem Fall keine Option. Sie griff nach einem nahe gelegenen Handtuch, drückte sich dieses auf den Bauch und versuchte ohne viel Dreck zu hinterlassen ins Badezimmer zu kommen. Ihr Stomabeutel hatte sich in diesem Moment aber schon zur Hälfte abgelöst. Im Bad zog sie sich mühsam ihr Kleid von gestern Abend aus und gab es umgehend noch in die Waschmaschine. Sie nahm sich ein paar Tücher des Toilettenpapiers und versuchte den Bauch möglichst gut zu reinigen. Als das Gröbste weg war machte sie sich schließlich eine neue Stomaversorgung an den Bauch und hüpfte prompt unter die Dusche um wieder sauber und frisch zu werden. Nach der durchzechten Nacht war diese wirklich belebend und Magdalena genoss das Gefühl sich endlich wieder sauber und wie ein Mensch zu fühlen.

Nach dem Anziehen kam wohl der zweite mühselige Teil. Nachdem sie sich selbst versorgt hatte und duschen war, galt es nun noch die Spuren des Supergaus im Schlafzimmer zu beseitigen. Sie zog die Bettdecke und das Kopfkissen ab und gab es mitsamt dem Leintuch zur Wäsche. Wie zu erwarten war sogar der Matratzenbezug beschmutzt und Magdalena musste auch diesen noch wechseln.

Etwas erschöpft von der gestrigen Partynacht legte sich Magdalena anschließend auf die Couch und versuchte noch ein wenig Ruhe zu finden. Glücklicherweise war ihr das zuvor erst einmal passiert, doch Magdalena wusste genau, dass dies zu den Dingen gehört, auf die sie gut und gerne verzichten kann.

Der Supergau

Ja, das was Magdalena nach dieser Partynacht erlebt hat ist wahrlich ein „Supergau" und eines der Dinge, auf die jeder Stomaträger gern verzichten kann. Doch was ist hier nochmal genau passiert? Im Wesentlichen kann man dies leicht auf den Punkt bringen. Magdalenas Darm hat verdaut und den Beutel immer mehr gefüllt. Das Problem war, dass Magdalena durch ihren tiefen Schlaf dies nicht bemerkt hatte und dadurch den Beutel nicht ausgeleert hatte. Da der Beutel nur eine begrenzte Kapazität hat, jedoch immer mehr aus dem Darm nachgekommen ist, war der Druck schließlich zu groß und der Beutel hat sich von der Haut gelöst. Dadurch ist auch Stuhl ausgetreten und Magdalena ist mit einer feuchten Überraschung aufgewacht.

Doch wie kann man das möglichst gut vermeiden?

Nun ja, letzten Endes läuft es zum Teil auf ein Thema raus, das bereits zu oft schon angesprochen wurde in diesem Buch. Nämlich der richtigen Stomaversorgung. Wie schon in einem anderen Kapitel erwähnt helfen Stomagurt und Hautschutzring signifikant dabei einer Ablösung vorzubeugen. Der Stomagurt sollte aber auch insbesondere nachts angezogen und nicht locker sein, sonst bringt er nicht den versprochenen Effekt. Durch die optimale Versorgung können Unfälle reduziert werden, da man etwas mehr Zeit rausholt bis sich der Beutel letzten Endes trotzdem ablöst. Zusätzlich vorbeugend ist es jedoch, wenn man in den Stunden vor dem Schlafen gehen nichts mehr isst, denn dann hat der Darm nichts zu verdauen und wird den Beutel auch während des Schlafens kaum anfüllen. Diese beiden Dinge, einerseits die optimale Stomaversorgung für festen Sitz, und andererseits ein etwas auf den Schlafrhythmus abgestimmtes Essverhalten sind der Schlüssel für die bestmögliche Prävention des persönlichen „Supergaus". Doch was ist, wenn es aus welchen Gründen auch immer trotzdem dazu gekommen ist? Die Antwort ist ganz leicht! Erstmal Ruhe bewahren, denn alles wird gut werden! Wenn man merkt, dass ein „Supergau" passiert ist, dann ist bereits alles geschehen. Meist ist der Großteil der Flüssigkeit schon ausgelaufen, da man auf dem Beutel drauf gelegen ist und somit kann es ab jetzt nur noch besser werden. Wichtig ist gleich mal den Weg ins Bad zu suchen ohne viel Dreck am Weg dorthin zu hinterlassen. Hat man das erst mal geschafft empfiehlt es sich das Gröbste zu säubern, die Versorgung neu zu machen, sich kurz zu duschen und dann gestärkt die restliche Sauerei im Bett zu beseitigen. Wichtig in solchen Situationen ist es auch immer einen passenden Beutel für den Wechsel dabei zu haben. Näheres kannst du im Kapitel Notfallpaket nachlesen. Sollte man seine Bettwäsche schließlich abgezogen haben, so empfiehlt es sich all die Sachen nach Möglichkeit auch gleich zu waschen um Geruchsbildung, etc. zu vermeiden. Einen letzten Tipp gibt es aber noch. In Magdalenas Fall musste sie sogar den Matratzenbezug wechseln, da dieser verschmutzt war. Deshalb sollte man einen Matratzenschoner unterlegen um sich möglichst viel Arbeit und Mühe zu ersparen. Und an alle Stomaträger, die dieses Buch lesen kann ich nur sagen: Macht euch keine Sorgen, wenn euch wirklich ein „Supergau" passiert. Ihr seid nicht alleine, denn das ist den meisten zumindest schon einmal passiert. Macht das Beste draus und beherzigt die Tipps wie man diesen Unfällen bestmöglich vorbeugen kann!

Kapitel 17: Das Notfallpaket

Während die einen von uns bei diesem Wort an Essen und Trinken und ein paar Süßigkeiten für eine Wanderung denken, so denken die Stomaträger unter uns an eine ganz andere Sache. Je nach Versorgung und Stoma selbst muss jeder Stomaträger unterschiedlich oft seine Versorgung wechseln. Auch hängt das Intervall von der Stuhlkonsistenz und der Beanspruchung, sowie dem festen Sitz der Versorgung ab. So kann die Stomaversorgung bei Durchfall wesentlich häufiger zu wechseln sein, als dies bei breiigem oder festerem Stuhl der Fall ist. Zudem kann auch Sport, Schwitzen und mechanische Beanspruchung wie das Reiben des T-Shirts am Beutel die Wechselintervalle beeinflussen. Zumeist ist dies kein großes Problem, denn je länger man ein Stoma hat, desto besser kann man einschätzen wie lange es noch halten wird, bevor es sich abzulösen beginnt. Für den Fall, dass ein Wechsel nicht mehr aufschiebbar ist benötigt man als Stomaträger auch unterwegs zumindest das Nötigste um einen „Supergau" zu verhindern. Genau für diesen Fall empfiehlt es sich ein kleines Täschchen zu haben, das man immer in der Nähe hat, für den Fall, dass man es einmal braucht. Doch was muss in dieses Notfallpaket rein?

Nun zu allererst ein neuer Stomabeutel. Dies ist wohl der wichtigste Punkt an der ganzen Versorgung. Empfehlenswert ist es immer etwa zwei bis drei Beutel pro Tag einzuplanen für den Fall, dass alle Stricke reißen sollten. Dann ist man auf der sicheren Seite. Sollte man nur ein paar Stunden weg sein und keinen Tagesausflug machen, so dürfte sicherlich auch ein Beutel für den Notfall genug sein, doch ist es mühsam für jeden einzelnen Anlass eine separate Tasche zu packen. Der Einfachheit halber empfiehlt es sich sein Notfallpaket so auszulegen, dass man einen ganzen Tag unterwegs sein kann und nicht befürchten muss, dass man zu wenig Versorgung bei sich hat. Der Rest des Notfallpaketes ist ziemlich individuell zu gestalten, denn er hängt von der individuellen Stomaversorgung ab. Personen, die einen Hautschutzring verwenden sollten ebenfalls zwei bis drei Stück dabei haben um bei jedem Wechsel einen verwenden zu können. Sollte man eine Abdichtpaste verwenden so empfiehlt es sich auch davon eine Tube mitzuführen. Da der Stomagurt wiederverwendbar ist muss dafür per se jedoch kein Ersatz mitgeführt werden. Wenn man bei seiner Versorgung Fließkompressen zur Reinigung und Säuberung verwendet, so sollte man auch davon ausreichen mitführen um für zwei bis drei Wechselvorgänge genug Vorrat zu haben. Wie man sieht ist der Inhalt eines Notfallpaketes relativ individuell zu betrachten. Was jedoch alle Notfallpakete gemeinsam haben ist die Tatsache, dass sie einen Stomabeutel beinhalten, denn dieser ist wohl das allernötigste Minimum um einen Wechsel durchführen zu können. Sollte das Notfallpaket dann fertig sein und alles drin sein, was man im Fall der Fälle braucht, so muss man dies nicht zwangsläufig immer am Körper tragen. Es reicht, wenn man es im Auto liegen hat, beim Wandern im Rucksack verstaut oder sonst irgendwo platziert, wo es relativ zeitnah leicht verfügbar ist. Doch wie soll man vorgehen, wenn man als junger Stomaträger etwa einen Abend feiern gehen will, kein Auto hat wo man das Notfallpaket platzieren könnte und nicht weiß wie man das Risiko minimieren soll?

Zu allererst empfiehlt es sich vor dem Abend die Stomaversorgung neu zu machen. Dadurch sollte ein Wechsel innerhalb der nächsten Stunden beim Feiern relativ unwahrscheinlich werden. Sollte es jedoch trotzdem zu einer Ablösung kommen, weil man etwa wo hängen bleibt, oder weil man beim Tanzen schwitzt, so ist es wichtig zumindest einen Ersatzbeutel mit zu haben. Diesen kann man als Frau leicht in der Handtasche verstauen. Als Mann kann man oftmals einen einzigen Stomabeutel in der Hosentasche unterbringen, und sollte auch das nicht funktionieren, so bleibt für beide Geschlechter immer noch die Möglichkeit einen Beutel in der Jackentasche zu verstauen und die Jacke im Club an der Garderobe abzugeben. Im Notfall braucht man sich nur die Jacke holen und hat Zugriff auf einen frischen Beutel. Dabei sei jedoch zu erwähnen, dass die Jackentasche im besten Fall einen Reißverschluss hat, damit nichts verloren geht. Wie man sieht ist das

Notfallpaket eines der Dinge bei der Stomaversorgung, die man zwar nur selten brauchen wird. Nichts desto trotz sollte man alles Wichtige drin haben um in Notsituationen bei unvorhergesehener Ablösung schnell den Beutel wechseln zu können, denn wenn man sich in dieser Situation nicht helfen kann weil man keinen Beutel dabei hat und der aktuelle Beutel nicht mehr hält, so kann das Leben in dem Moment im wahrsten Sinne des Wortes richtig „Scheiße" werden!

Kapitel 18: Der ileoanale Pouch

Schon wieder eines dieser furchtbaren Fachbegriffe, der das Thema dieses Kapitels markiert. Was auf den ersten Blick relativ kompliziert klingt ist bei genauerer Betrachtung nur halb so schlimm. Wenn wir das Wort zerlegen, so sehen wir, dass es aus dem Wort „Ileo" und dem Wort „anal" besteht. Wie wir bereits relativ am Anfang dieses Buches gelernt haben ist der Dünndarm in drei Teile unterteilt, nämlich den Zwölffingerdarm, das Jejunum und den letzten Teil, der Ileum genannt wird. Das Wort anal ist wohl in diesem Kontext selbsterklärend. Wir sehen also, dass es sich um eine Methode handelt den Dünndarm mit dem Anus zu verbinden. Doch warum sollte man das machen und für welche Patienten ist dies eine Option?

Diese Operationsmethode ist für Personen gedacht, welche aufgrund einer gewissen Erkrankung etwa den kompletten Teil des Dickdarmes entfernt bekommen haben und aktuell ein Ileostoma tragen. Da die Personen keinen Dickdarm mehr haben ist der letzte Darmabschnitt im Körper der Teil, der am Ileostoma endet. Es gibt auch keinen Teil mehr an den man das Ileostoma wieder anschließen könnte und es sozusagen rückoperieren könnte. Ein klassisches Beispiel wäre demnach eine junge Frau, die aufgrund einer chronisch entzündlichen

Darmerkrankung wie Colitis Ulcerosa eine komplette Dickdarmentfernung hatte und seither ein Ileostoma besitzt. Da ein Ileostoma – insbesondere in jungen Jahren – oftmals auch aus optischer Sicht eine nur unbefriedigende Lösung ist wurde die Möglichkeit eines Ileoanalen Pouches etabliert. Zusammengefasst kann man dabei sagen, dass das Ileostoma an den Anus angeschlossen wird.

Der Ileoanale Pouch ist dabei eine Möglichkeit wie junge, bzw auch ältere Personen – trotzdem der Dickdarm entfernt wurde – wieder auf eine normale Art und Weise auf die Toilette gehen können. Dabei haben sie nicht nur die Vorteile, dass sie sich nicht um die Versorgung kümmern müssen, da die Person dann kein Stoma mehr hat, sondern ein Vorteil ist es auch, dass es keine optischen Auffälligkeiten an ihrem Körper mehr gibt, was Dinge wie Schwimmen gehen etc. wesentlich unkomplizierter macht. Doch Vorteile kommen meist nicht alleine. Der Ileoanale Pouch bringt auch so manchen Nachteil mit. Erstens ist die Operation kein Routineeingriff und sollte nur von geschultem Personal durchgeführt werden um optimale Ergebnisse erzielen zu können. Weiters muss man bedenken, dass zwar die Einschränkungen durch die Stomaversorgung wegfallen, doch zugleich hat man mit anderen Hürden zu kämpfen. Im Speziellen sei darauf hingewiesen, dass Dünndarmstuhl eher breiig bis dünnflüssig ist. Während sich dieser Stuhl beim Stoma im Stomabeutel einfach stetig sammelt so ist die Funktion des Schließmuskels beim Ileoanalen Pouch essentiell, denn Flüssigkeit ist wesentlich schwieriger zurückzuhalten als dies bei breiigem oder festem Stuhl der Fall ist. Im schlimmsten Fall kann es im wahrsten Sinne des Wortes auch mal in die Hose gehen. Meist haben diese Personen auch häufiger Stuhldrang, sodass man auch mal zeitnahe eine Toilette braucht. Dies schränkt die alltägliche Flexibilität manchmal doch recht erheblich ein. Allesamt gibt es positive und negative Seiten eines Ileoanalen Pouches. Für wen dies die richtige Entscheidung ist, muss man individuell abwägen, jedoch sollte man sich der Konsequenzen auch bewusst sein und nicht nur den optischen Verlust des Ileostomas vor Augen haben. Insbesondere mit zunehmendem Alter ist es schwieriger vom Ileoanalen Pouch zu profitieren, da im Alter die Kontrollierbarkeit des Schließmuskels schlechter wird, und man eher zu Stuhlinkontinenz neigt. Deshalb ist der Pouch nur für ausgewählte Personen sinnvoll und eine Alternative zum dauerhaften Ileostoma.

Kapitel 19: Immer passend gekleidet

Ein feiner Herr - gekleidet in schwarz gestreiftem Businessanzug mit weißem Baumwollhemd darunter - betritt ein nahegelegenes Kaffee und stellt sich in die Warteschlange an der Theke. Vor ihm wartet ein Mann, der seinem Aussehen zu Folge wohl Ende fünfzig sein dürfte. Während die beiden warteten drehte sich der Mann vorne um und musterte den Anzugträger von oben bis unten. In seinen Gedanken war dies wohl wieder nur ein Schnösel, der sich für etwas Besseres hielt, denn er selbst trägt nur eine Jeans und einen Hoodie. Mit etwas verachtendem Blick drehte sich der Mann wieder um und bestellte kurz darauf einen heißen Cappuccino und ein Croissant. Es heißt nicht umsonst „Kleider machen Leute". Doch was beide nicht wussten ist die Tatsache, dass sowohl der fein gekleidete Anzugträger als auch der leger angezogene Hoodie Mann mehr gemeinsam haben als es auf den ersten Blick schien. Beide hatten nämlich ein Stoma.

So, oder so ähnlich könnte durchaus eine Situation im Alltag ablaufen, und es würde absolut niemandem auffallen. Selbst einer der beiden Stomaträger würde in dieser kurzen Zeit wohl nie draufkommen, dass sein Gegenüber auch ein Stoma unter seiner Kleidung hat.

Obwohl Kleidung viel über uns aussagt und auch stereotypische Zuordnungen zu gewissen Gesellschaftsschichten suggeriert, so macht dies bei Stomaträgern keinen Unterschied. Stomaträger gibt es durch die Gesellschaft. Sowohl Arme als auch Reiche, Ober- als auch Unterschicht – keiner von Ihnen kann sich seine gesundheitliche Situation aussuchen und jeder kann gleichsam von einer Erkrankung betroffen sein, die es notwendig macht ein Stoma anzulegen. Doch kann man mit einem Stoma wirklich alles tragen? Gibt es Dinge, die man vielleicht vermeiden sollte und auf was soll man bei seiner Kleiderwahl achten?

Prinzipiell sei mal gesagt, dass ein Stomaträger alles tragen kann und darf, was er will. Gewisse Kleidungsstücke haben zwar Vorteile gegenüber anderen, aber dieses Phänomen ist meist selbsterklärend. So ist es vorteilhafter dunkle Kleidung im Vergleich zu hellen oder weißen Oberteilen zu tragen, da sich Stomabeutel an weißen Shirts leichter abzeichnen, als dies bei dunklen Kleidungsstücken der Fall ist. Hemden sind dabei meist noch etwas stärker betroffen, da diese in der Regel einen noch dünneren Stoff haben. Weiters sei noch erwähnt, dass abgesehen von der Farbe die Passform eine wesentliche Rolle spielt. So füllt sich der Stomabeutel mit laufender Verdauung natürlich, was dazu führt, dass er das Oberteil zunehmend nach außen gedrückt wird und eine Delle entsteht. Bei enganliegenden, insbesondere figurbetonten

Kleidungsstücken wie es zumeist Hemden sind stellt dies eher ein Problem dar als bei weitläufigen T-Shirts und Hoodies, bei denen selbst eine mittelstarke Ausbuchtung auf den ersten Blick nur wenig auffallen wird. Dabei gilt allgemein, dass weitläufigere Kleidung wesentlich benutzerfreundlich ist, denn bei diesen wird ein Stomabeutel wenig auffallen als bei figurbetonten, enganliegenden Oberteilen.

Doch gehen wir mal einen Schritt weiter. Was ist mit Kleidungsstücken für besondere Anlässe? Hier gibt es verschiedene Kleidungsstücke, die verschiedene Problemchen mit sich bringen. So unkompliziert es auch sein mag das kleine Schwarze für eine Abendgala anzuziehen, da hier lediglich ein voller Stomabeutel Schwierigkeiten machen könnte und den figurbetonten Schnitt ruinieren könnte, so ist dies bei anderen Kleidungsstücken ein ganz anderes Problem. So etwa bei einteiligen Skianzügen oder etwa bei einteiligen Motorrad-Lederkombis. Sollte man mit diesen mal den Stomabeutel ausleeren müssen, so kann es eine Weile dauern, bis man sich aus dem Einteiler rausgeschält hat und der Bauch wirklich zugänglich ist.

Wer allerdings meint, dass diese Einteiler schon eine der kompliziertesten Kleidungsstücke sind, der hat wohl ein wichtiges Stück vergessen. Spätestens jetzt sollten bei so mancher Frau die Glocken klingeln. Sie haben es bereits erahnt. Die Rede ist vom Brautkleid.

Die Tatsache, dass Brautkleider oftmals am Rücken zugeknüpft sind macht es einerseits sehr aufwendig es schnell mal auszuziehen um auf die Toilette zu gehen, andererseits haben viele Brautkleider ein voluminöses Unterteil, das man meist nicht weit genug nach oben schieben kann um bis zum Stomabeutel am Bauch zu kommen. Glücklicherweise ergibt sich dieses Problem ja nicht jeden Tag. Wie man sieht gibt es auch bei der Kleiderwahl so einige Tricks und auch Schwierigkeiten mit denen Stomaträger konfrontiert sind. Allgemein kann man sagen. Enganliegende Kleidung ist meistens wesentlich weniger praktisch als gemütliche weitläufigere Oberteile. Die Farbwahl kann vor allem im Sommer - wo kein Pullover getragen wird – durchaus eine Rolle spielen wie sehr das Stoma durch das Shirt durchschaut.

Sie werden es bereits ahnen, aber hier gilt - wie so oft bei Stomaträgern - die Divise „einfach ausprobieren"! Denn nur dann wird man wissen was für einen selbst das beste und praktikabelste Outfit ist!

Kapitel 22: Resümee

Egal ob sie nun Verwandter, Stomapflegekraft oder schlicht und einfach Stomaträger selbst sind. Fürs erste möchte ich mich bedanken, dass sie dieses Buch bis ans Ende gelesen haben. Als Stomaträger selbst hat man Einblicke in die Materie die selbst Fachkräfte nur selten haben, und wenn überhaupt nur von einem medizinischen Standpunkt aus. Oftmals hat medizinisches Personal nicht das Hintergrundwissen, was es in Wahrheit bedeutet ein Stoma zu haben. Viele glauben es ist eher eine funktionelle Notwendigkeit und erfüllt lediglich den Zweck des Auffangens, doch in Wahrheit kann ein Stoma so viel mehr sein. Es kann Lebensqualität schaffen, es kann eine notwendige Maßnahme sein um Leben zu retten und vieles mehr. Für medizinisches Personal ist ein Stoma jedoch meist nicht das, was es für den Stomaträger selbst ist, nämlich ein Teil seines Lebens. Und da es das nicht ist wird sich ein Chirurg auch kaum mit den Fragen auseinandersetzen die zum Teil in diesem Buch angesprochen wurden. Selbst viele Pflegekräfte, insbesondere jene, welche noch nicht lange in dem Beruf sind, haben auf gewisse Fragen keine Antwort parat, weil sie nicht die entsprechende Erfahrung gemacht haben. Als Leser dieses Buches haben Sie nun Einblicke in verschiedene Aspekte der Stomaversorgung bekommen, insbesondere Alternativen aufgezeigt bekommen was die Versorgungsmaterialien selbst betrifft. An alle Stomapflegekräfte kann ich nur betonen wie wichtig Sicherheit und Praktikabilität sind. Als Stomaträger braucht man diese Sicherheit um ein unbeschwertes Leben führen zu können. Im besten Fall will ein Stomaträger kaum an sein Stoma denken müssen, weil es ein integrierter Teil seines Lebens ist. Durch optimale Versorgung kann man viel herausholen. Deshalb appelliere ich an alle Stomapflegekräfte: Seien Sie kritisch, hinterfragen sie die Praktikabilität so mancher Produkte und insbesondere probieren sie diverse Produkte selbst aus. In den Krankenhäusern sind meist verschiedene Beutel, etc. lagernd, deshalb nehmen sie sich verschiedene Produkte zur Hand, kleben sie es sich selbst auf die Haut und sehen Sie, wie gut die Versorgung hält. Wenn sie als Stomapflegekraft mit Leib und Seele in dem Thema engagiert sind kann ich durchaus auch empfehlen irgendeinen Saft in den Beutel zu geben. Was sich auf den ersten Blick möglicherweise eklig oder unhygienisch anhört, kann für einen selbst viel Erfahrung bringen wie es sich anfühlt und welche Probleme Dichtheit mit sich bringt. Dies ist wohl der einzige gute Weg das Leben eines Stomaträgers nachvollziehen zu können. Und glauben Sie mir, diese Erfahrung wird sie in Ihrer Expertise meilenweit nach vorne werfen! An alle Stomaträger selbst kann ich nur appellieren: Mit dem richtigen Versorgungssystem ist bei fast jedem eine gute Lebensqualität möglich. Notieren Sie sich was Sie in ihrem Alltag am meisten einschränkt und reden Sie mit ihrer Stomapflegekraft über Lösungskonzepte. Sofern Undichtigkeit, wiederkehrende „Supergaus", oder Hautprobleme um das Stoma herum ein Problem sind, so denken Sie bei ihrer Versorgung an Hautschutzring und Stomagurt. Dies kann ihrer Versorgung eine deutliche Verbesserung geben.

Über das Thema Stoma kann man stundenlang philosophieren, sich stundenlang austauschen und gewiss jahrelang gut Leben!

Ich wünsche allen Stomaträgern alles Gute bei Ihrer Versorgung und ein unbeschwertes Leben mit ihrem Stoma und allen Pflegekräften viel Engagement und Experimentierfreudigkeit mit den Methoden die ich in diesem Buch aufgezeigt habe! Alles Gute!

Danksagung

Mit diesem Buch, möchte ich mich herzlichst bei meiner kleinen Tochter Emma bedanken, die meinem Leben so viel Glück beschert. Danke für die gemeinsamen Stunden, danke für das Lächeln, das du mir schenkst und danke für die Liebe, die ich bei dir spüre!
Mögen dich stets die richtigen Werte im Leben begleiten und vor allem Glück an deiner Seite sein - in welcher Lebenssituation auch immer!

In Dankbarkeit verbleibt
Papa

Mors certa,
hora incerta!
(lat.)

Der Tod ist gewiss,
ungewiss ist seine Stunde!

Meine Fragen beim nächsten Arztbesuch:

_____

_____

_____

_____

_____

_____

_____

_____

_____

_____

_____

_____

_____

_____

_____

_____

Meine Vorsätze um meine Gesundheit zu fördern:

_____

_____

_____

_____

_____

_____

_____

_____

_____

_____

_____

_____

_____

_____

_____

_____

_____

Ein Tipp zum Schluss:

Sollten Sie regelmäßig Medikamente einnehmen, empfiehlt es sich diese mit entsprechender Dosierung aufzuschreiben und den Zettel stets im Portemonnaie mitzuführen. Falls es zu einem unvorhergesehenen Notfall kommt, so hilft diese Information den behandelnden Ärzten und beugt Fehlern vor!

Für weiteren Buchtipp
siehe nächste Seite!

Buchtipp

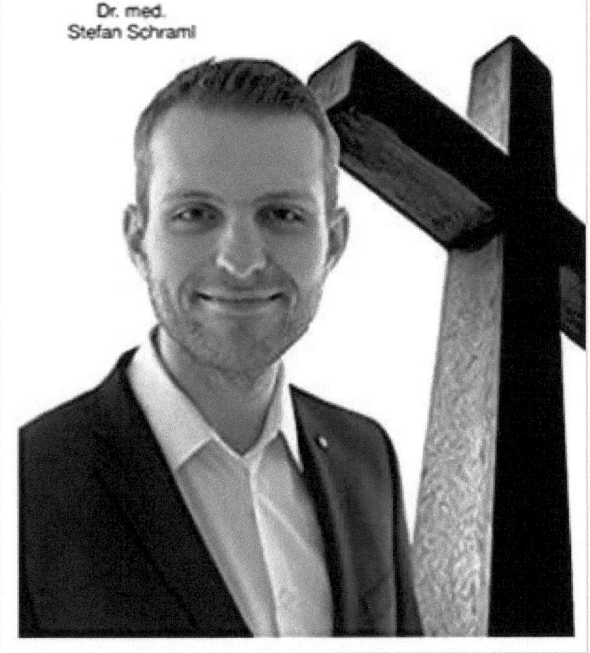

Dem Tod entronnen -

Welche Rolle spielt Glück in unserer medizinischen Behandlung?

Dr. med. Stefan Schraml

Buchtipp siehe
Vorderseite